La Decisión de Sobrevivir

El recorrido de mi familia frente al cáncer
— y el camino de vuelta a la salud

Elena Rybak

Dedicatoria

Para Manuel —
por tu fuerza y resiliencia,
y el valor con el que decidiste seguir luchando.

Para nuestros hijos —
cuyo amor le dio a esta lucha su sentido más profundo.

A lo largo de estos años, cada uno de ustedes ha librado
sus propias batallas.

Que la vida les guíe a todos hacia la fortaleza, el propósito
y la paz.

Nota al lector

Este libro cuenta la historia de un viaje muy personal a través de la enfermedad, la supervivencia y la búsqueda de la sanación.

Lo que vas a leer aquí no es solo la experiencia de una familia que se enfrenta al cáncer, sino también la perspectiva de alguien que lleva más de veinte años ejerciendo como profesional de la salud holística.

A lo largo de este viaje, combinamos el tratamiento médico convencional con estrategias de apoyo nutricionales, ambientales, emocionales y basadas en el estilo de vida.

Las ideas y prácticas que se describen en estas páginas provienen de la experiencia vivida, de años de práctica profesional y de una investigación y observación continuas.

Esta primera parte es la historia: lo que pasó y cómo tomamos decisiones en tiempo real.

En la segunda parte, explico con detalle las terapias, los suplementos y los métodos que usamos: qué son, por qué los elegimos y cómo funcionan.

Cada persona, cada cuerpo y cada enfermedad son diferentes. Nada de lo que aparece en este libro pretende sustituir la atención médica ni el consejo profesional. Más bien, se ofrece como una historia, una perspectiva y un conjunto de herramientas que nos guiaron a través de uno de los capítulos más difíciles de nuestras vidas. Mi esperanza es que las experiencias que comparto aquí puedan aportar ideas, ánimos o, simplemente, la sensación de que nadie recorre este camino solo.

Tabla de contenido

Capítulo 1 — El día que todo cambió 6

Capítulo 2 — Nieve y la vida cotidiana 12

Capítulo 3 — Buscando respuestas 18

Capítulo 4 — Comprensión......................................23

Capítulo 5 — El plan 28

Capítulo 6 — El hospital..34

Capítulo 7 — El diagnóstico....................................39

Capítulo 8 — La primera ronda................................45

Capítulo 9 — La batalla 49

Capítulo 10 — Las otras batallas 57

Capítulo 11 — Un ángel en el cielo 61

Capítulo 12 — El último intento..............................64

Capítulo 13 — Cerebro de Quimio...........................69

Capítulo 14 — Viviendo la batalla...........................73

Capítulo 15 — Otro susto 77

Capítulo 16 — Cuando termine la guerra..................82

Parte II 94

La estrategia..94

Capítulo 18 — Los fundamentos de sanar..................98

Capítulo 19 — Nutrición terapéutica en situaciones de crisis 108

Capítulo 20 — Parásitos, terreno interno y cargas ocultas 124

Capítulo 21 — Estrategia de suplementos y rotaciones 138

Capítulo 22 — El sistema nervioso, las emociones y la capacidad de sanación del cuerpo....................145

Sobre la autora..160

Capítulo 1 — El día que todo cambió

—Elena

En cuanto oí su voz, se me hizo un nudo en el estómago.
En lugar de saludar, las palabras salieron de mi boca antes
incluso de poder pensarlas.

—No puede ser nada bueno.

Hubo una breve pausa al otro lado del teléfono.

—No —dijo en voz baja—. No lo es.

Mi corazón empezó a latir con fuerza.

—Lo que tú y yo sentimos antes —continuó—, no
era más que la punta del iceberg.

Otra pausa.

—La masa es del tamaño de un mango. —La
habitación empezó a dar vueltas.

Me deslicé lentamente por la pared hasta quedarme
sentada en el suelo.

Un mango. Mi cerebro intentó procesar las palabras, pero
no conseguía seguir el hilo.

—¿Es cáncer? —pregunté.

—Lo más probable.

—El radiólogo estaba casi seguro. Pero aún no
sabían de qué tipo. Sospechaba que fuera un linfoma.

Le di las gracias por llamar, colgué el teléfono y me quedé
sentada en el suelo.

Las lágrimas me brotaron al instante.

Desde la sala se escuchaban risas.

Mis dos hijos pequeños estaban encima de su papá en el sofá. Tenían cinco y dos años, y no se daban cuenta en absoluto de que su mundo acababa de cambiar.

Mis pensamientos se aceleraron como nunca antes.
¿Morirá?
¿Cuándo? ¿Se acordarán de él? ¿Cómo voy a criar a mis hijos yo sola?

Ya lo había hecho una vez. Fui madre soltera de mi hijo mayor hasta que cumplió nueve años. Entonces Manuel entró en nuestras vidas y todo cambió.
Ahora mis hijos tenían quince, cinco y dos años.
Necesitaban a su padre.
La primera persona a la que llamé fue a mi madre.
En cuanto oyó mi voz, se echó a llorar. Yo casi nunca lloraba delante de ella, así que supo que había pasado algo terrible.

—Es probable que Manuel tenga cáncer —le dije entre sollozos. Eso era todo lo que sabía hasta ese momento.
Y ahora tenía que ir a decírselo.
Colgué el teléfono y me quedé allí sentada un minuto más, tratando de recomponerme.
Llorar no era una opción en ese momento. No delante de los niños.
Fui al baño, me lavé la cara y me miré en el espejo.
Luego volví a la sala.

Sentía las piernas extrañamente desconectadas del resto del cuerpo.

Manuel me miró desde el sofá. Los niños seguían trepando sobre él como si fuera un parque infantil.

Me miró a la cara durante un instante.

—Tan mal, ¿eh?

Asentí con la cabeza.

No preguntó nada más.

Simplemente siguió jugando con los niños, sonriéndoles como si nada hubiera pasado.

Así era Manuel.

Incluso entonces, ya los estaba protegiendo.

Más tarde esa noche, cuando los niños por fin se habían dormido, nos sentamos juntos.

Le conté lo poco que sabía.

Una masa grande. Seguramente cáncer. Quizás un linfoma. Él escuchó en silencio.

Luego me miró directamente a los ojos.

—¿Y ahora qué?

Sus ojos estaban llenos de algo que nunca olvidaré. Esperanza.

La plena confianza en que yo sabría qué hacer.

¿Yo? ¿Yo sabía?

Para entonces llevaba diecisiete años ejerciendo como terapeuta holística. Había trabajado con mucha gente. Había sido testigo de recuperaciones increíbles. Había guiado a personas a través de todo tipo de problemas de salud.

Pero esas eran sus historias. No la mía.
No la de mi esposo.

La gente acudía a mí en busca de orientación: protocolos
de depuración, consejos dietéticos, suplementos, cambios
en el estilo de vida. A veces padecían enfermedades muy
graves. Incluso cáncer.

Pero siempre era su propio camino.

Yo era alguien que estaba al margen, intentando ayudar.
Ahora, el hombre al que amaba, el hombre con el que
había elegido construir mi vida, estaba sentado frente a mí
preguntándome qué íbamos a hacer con respecto al cáncer.
Solo llevábamos juntos seis años. Seis años.
¿Qué clase de prueba tan cruel era esta?

Por un momento sentí cómo el miedo me invadía como
una ola. Pero entonces ocurrió algo inesperado.
La forma en que me miró —con tanta confianza, tanta
seguridad— me dio fuerzas.
En ese momento tomé una decisión. Al principio, no en
voz alta.
En mi interior.
Decidí.
Decidí que él viviría.
El miedo que me oprimía el pecho se disipó.
Lo miré y pronuncié las palabras con más certeza de la que
realmente sentía.
	—Vamos a superar esto.

—No vamos a dejar que ninguna enfermedad te separe de esta familia.

—Ya encontraremos la manera. Paso a paso. Había una cosa de la que estaba segura: el cáncer te da tiempo. No es un infarto. No es un derrame cerebral.

El cáncer te da tiempo.

Y el tiempo supone opciones.

Soluciones.

Solo teníamos que aprovechar ese tiempo con inteligencia. Esa noche también tomamos otra decisión. Los niños más pequeños no sabrían nada.

Eran demasiado pequeños para cargar con ese tipo de miedo. Solo nuestro hijo adolescente lo sabría, porque se daría cuenta de que algo andaba mal.

Esa noche apenas dormí.

Mi mente repasaba todo lo que había aprendido en diecisiete años de práctica: protocolos de desintoxicación, dieta, suplementos, historias de personas que se recuperaron de cosas que los médicos decían que eran imposibles.

Pero esta vez no era un cliente. Era mi esposo.

El hombre al que mis hijos llamaban «Papi».

La verdad es que aún no sabía exactamente qué íbamos a hacer.

Pero había una cosa de la que estaba absolutamente segura: todo problema tiene una solución.

Y la mayoría de las veces, hay más de una. Solo teníamos que encontrar la nuestra.

Lo que lo hacía aún más difícil era algo que entendí de inmediato, aunque nadie lo dijera en voz alta.

Todo el mundo me miraría a mí.

No solo como esposa. No solo como la persona que mantiene unida a la familia, paga las facturas y cuida de los niños.

Algo mucho más pesado que eso. Manuel había puesto su vida en mis manos.

Confiaba en que yo tomaría las decisiones. En que buscaría, investigaría, elegiría el camino, probaría los tratamientos y haría las preguntas que a los médicos quizá no se les ocurriría hacer.

Y ese tipo de confianza conlleva un peso aterrador.

Porque si sobrevivía, todos dirían que luchamos bien.

¿Pero y si no?

Entonces cada decisión me perseguiría para siempre. Cada elección.

Cada error.

Cada camino que elegí tomar... o que no tomé.

Esa era la responsabilidad que sentía allí sentada en la oscuridad aquella noche.

Y no había forma de evitarlo.

Lo único que podía hacer era levantarme, aguantarlo y seguir adelante.

Porque la lucha ya había empezado.

Capítulo 2 — Nieve y la vida cotidiana

Diciembre 2020.

El mundo estaba absorto en la COVID. Las noticias, las restricciones, las mascarillas, el miedo... todo giraba en torno a eso. Viajar era complicado, la gente cancelaba sus planes, se quedaba en casa y esperaba a que todo pasara. Pero decidimos irnos de todos modos.

Como vivimos en Florida, la nieve es algo mágico para nosotros y para los niños. Queríamos que vivieran un invierno de verdad, una Navidad de verdad con nieve. Así que llenamos el coche y nos fuimos a Snowshoe, Virginia Occidental, con la esperanza de tener esa Navidad blanca de cuento de hadas.

Y la tuvimos.

Frío, nieve, belleza.

En Nochebuena llegó una gran tormenta de nieve y lo cubrió todo con un espeso manto blanco. Las montañas parecían sacadas de una postal.

Nuestro hijo mayor estaba esquiando. El del medio iba en trineo.

Y el pequeño, que solo tenía dos años, le tenía pánico al aire frío.

A Danny, de dos años, no le gustaba cómo se le notaba en la cara.

El aire era tan fresco y cortante que se ponía a llorar en cuanto salíamos a la calle. Así que Manuel lo llevaba en brazos a todas partes, envuelto en tantas capas de ropa de invierno que parecía un muñeco de nieve de peluche.

El propio Manuel no era precisamente un experto en inviernos.

Como era de México, solo había visto nieve una vez en su vida. Esta era solo su segunda vez. No paraba de decir que se estaba congelando durante todo el viaje, pero hacía todo lo posible por disfrutarlo porque los niños estaban muy emocionados.

Alquilamos un pequeño apartamento de un dormitorio en la tercera planta con unas vistas preciosas de la montaña.

Manuel y yo dormimos en el dormitorio y los tres chicos durmieron en colchones inflables en la sala.

Había mucho ruido.

Era un caos.

Y fue maravilloso.

Un día la temperatura bajó a veinticinco grados bajo cero.

Teníamos entradas para hacer tubing ese día. Ahora, al mirar las fotos, nos vemos de pie en la nieve con las pestañas literalmente cubiertas de hielo.

Manuel no paraba de llevar a Danny a todas partes porque el pequeño se negaba a caminar con el frío que hacía. Con toda esa ropa de invierno tan pesada —botas, guantes, gorros— no era nada fácil. Pero lo hacía de todos modos.

La mayor parte del tiempo teníamos que turnarnos. Uno

de nosotros se quedaba dentro con Danny mientras el otro
salía con los chicos mayores.

Luego cambiábamos.

Fue uno de esos viajes que parecen un lío y agotadores
mientras los estás viviendo, pero que luego se convierten
en un bonito recuerdo familiar.

Al menos, eso es lo que pensábamos que iba a ser.

En los últimos días de las vacaciones, Manuel empezó a
decir que le dolía el estómago.

Al principio no le dimos mucha importancia. Quizás algo
que había comido. Viajar siempre altera las rutinas: la
comida, el sueño, todo. Dijo que sentía como una presión
tirante dentro del estómago, pero nada tan grave como
para preocuparnos.

Lo que sí noté fue que, de repente, tenía muchas ganas de
volver a casa.

Normalmente, Manuel es tranquilo y paciente cuando
viaja. Ya habíamos hecho viajes largos en coche antes y, por
lo general, dividíamos el trayecto en dos días, parando en
un hotel por el camino.

Esta vez no quería eso.

—Vamos directamente a casa —dijo.

Recuerdo que lo miré, sorprendida. Conducir desde
Virginia Occidental de vuelta a Florida con tres niños en el
coche no es precisamente lo más relajante.

Pero él insistió. Así que salimos.

Solo paramos para cargar gasolina y hacer paradas rápidas
para ir al baño. Ni restaurantes, ni paradas largas, ni hotel.

Veinte horas en el coche.

El coche tenía su propio ritmo ese día.

Nuestro hijo adolescente llevaba puestos los auriculares casi todo el tiempo, enviando mensajes a sus amigos y sumergiéndose en su música. De vez en cuando estallaba y gritaba a sus hermanos pequeños para que dejaran de hacer ruido.

El de cinco años y yo jugábamos a pequeños juegos para pasar el rato: contar coches, buscar matrículas de diferentes estados, cualquier cosa para mantenerlo entretenido.

Y, como todos los padres en un viaje largo por carretera, rezábamos para que durmieran la siesta.

Cuando los pequeños por fin se quedaban dormidos, el coche se quedaba en silencio un rato.

Pero Manuel se quedó callado todo el viaje. Eso era raro. Le encanta hablar. Normalmente estaría contando historias, bromeando con los niños, comentando cómo va la carretera, el tiempo o los conductores que nos rodean.

Esta vez apenas dijo nada. Solo conducía.

Hora tras hora.

Con la mano apoyada en el estómago.

Y en algún lugar muy dentro de mí, una voz tranquila no dejaba de decirme que algo no andaba bien.

Los niños estaban inquietos. A veces, el coche era un caos, lleno de quejas y discusiones, como suele pasar en los viajes largos con niños.

Cuando por fin llegamos a casa, pensé que todo se arreglaría en cuanto volviéramos a nuestra rutina habitual. Pero no fue así.

Unos días después le subió la fiebre. Sin síntomas de resfriado, sin tos, solo fiebre y un agotamiento total. Durante unos tres días no tuvo casi nada de energía. Luego pareció pasar.

Manuel lo superó como siempre y dijo que ya se sentía bien otra vez.

Había pasado la mayor parte de su vida adulta trabajando en la construcción: pintando, remodelando, levantando herramientas y equipos pesados todos los días. Los dolores físicos no eran algo de lo que soliera quejarse.

Así que, cuando volvió el dolor de estómago, pensamos que se trataba de algo mecánico.

Un tirón muscular.

Una hernia.

Algo provocado por tantos años levantando cosas pesadas. En casa, de vez en cuando bailábamos en el salón. El tango fue lo que nos unió.

Así empezó nuestra relación.

Esa música, esos movimientos, esa intensidad... El tango tiene una forma especial de unir a dos personalidades tercas.

Una noche, mientras me levantaba, Manuel se detuvo de repente. Un fuerte espasmo le atravesó el estómago.

Eso confirmó aún más nuestras sospechas. «Probablemente sea una hernia», pensamos.

Así que fuimos a ver a un amigo mío que era médico de cabecera y le pedimos que nos derivara para una tomografía computarizada, solo por si acaso.

Manuel era delgado, sin barriga, sin sobrepeso. El médico le presionó el costado donde le dolía.

Luego se detuvo.

Dijo que notaba algo que no parecía del todo una hernia. Me pidió que lo tocara yo también.

Había un pequeño bulto ahí. Muy pequeño. Fácil de pasar por alto. Podría no haber sido nada, pero era lo suficientemente extraño como para que el médico no quisiera ignorarlo.

Así que le dio a Manuel una derivación para hacerse una tomografía computarizada. Manuel fue directamente a la clínica a hacérsela.

En ese momento todavía creíamos que se trataba de algo sencillo.

Un tirón muscular.
Una hernia.
Algo rutinario.
El cáncer ni siquiera se nos había pasado por la cabeza todavía.

Capítulo 3 — Buscando respuestas

Manuel llegó a casa esa misma noche, justo después de la ecografía. Y casi al mismo tiempo, sonó mi teléfono.
Era mi amigo médico, que me llamaba desde su celular.
Los resultados de las tomografías computarizadas no salen inmediatamente. Normalmente, el radiólogo tarda días en interpretar las imágenes, enviar el informe y que el médico te llame para darte los resultados.

Esta llamada llegó casi al instante.
Antes incluso de contestar, sentí un nudo en el estómago.
Entré en el cuarto para poder hablar.
En lugar de decir «hola», lo primero que se me escapó fue:
     — No puede ser nada bueno.
Hubo una breve pausa de su lado.
     —No —dijo en voz baja—. No lo es.
Me explicó que lo que habíamos notado durante la exploración era solo una pequeña parte de algo mucho más grande.
     —El radiólogo dice que la masa es más o menos del tamaño de un mango. —Por un momento, todo dentro de mí se quedó en silencio.
Añadió que el radiólogo creía que lo más probable era que fuera un linfoma, aunque no lo sabrían con certeza sin más pruebas. Cuando colgué el teléfono, me quedé sentada un momento tratando de recomponerme.

En la sala, los niños seguían trepándose sobre Manuel, riéndose y pidiéndole que jugara con ellos. La vida en la casa seguía exactamente igual que unos minutos antes. Pero todo había cambiado.

Esa noche, después de que los niños se durmieran, Manuel y yo pudimos hablar.

Aún no teníamos respuestas. Solo preguntas.
Pero una cosa ya estaba clara: esperar no era una opción.
A la mañana siguiente, la vida siguió como si nada hubiera pasado.

Nuestro hijo mayor se fue a la escuela. Los más pequeños seguían en casa, jugando y comportándose como niños. Se preparó el desayuno. La casa tenía exactamente el mismo aspecto que el día anterior.

Pero en nuestro mundo las cosas habían cambiado Ahora necesitábamos respuestas.
La primera pregunta era sencilla: ¿a qué nos enfrentábamos exactamente? Normalmente, esa respuesta se obtiene mediante una biopsia.

Pero en el mundo en el que había trabajado durante años, las biopsias eran un tema controvertido. Muchos médicos creían que perforar un tumor podía romper la barrera natural del cuerpo y permitir que las células cancerosas se extendieran. Fuera cierta o no esa teoría, bastó para hacernos dudar. En su lugar, decidimos empezar con otra prueba que ya conocía: la prueba RGCC.

Implicaba un análisis de sangre que se enviaría a un laboratorio en Grecia. A partir de esa muestra, podían identificar células tumorales circulantes, determinar de qué tipo de cáncer se trataba e incluso analizar qué tratamientos —tanto farmacológicos como naturales— podrían funcionar contra él.

Aceptamos hacer la prueba. Los resultados tardarían alrededor de tres semanas. Y eso nos parecía mucho tiempo para quedarse con los brazos cruzados. Así que no nos limitamos a esperar. Pusimos manos a la obra. Manuel empezó de inmediato un protocolo de depuración intensivo.
Nos centramos en desintoxicar el sistema digestivo, reforzar el hígado y estimular el sistema linfático. Al mismo tiempo, empezó un ayuno a base de jugos para darle al cuerpo la oportunidad de reiniciarse y reducir la inflamación.
Mientras él se dedicaba a cuidar su cuerpo, yo me centré en buscar información. Dedicaba cada minuto libre que tenía a investigar.

Durante esa búsqueda descubrí a un hombre llamado Chris Wark y su página web, Chris Beat Cancer. Su historia y las de otros supervivientes eran muy conmovedoras. Chris había sobrevivido a un cáncer de colon en fase III y había creado un programa llamado Square One: una serie de diez sesiones en vídeo de una hora en las que explicaba todo lo que había aprendido durante su lucha.

No era solo un libro o una página web.
Era una hoja de ruta.

Habló sobre la dieta, los suplementos, la desintoxicación y las investigaciones que respaldan los distintos enfoques. Pero lo que más me llamó la atención fue que también se refirió a algo que muchas conversaciones médicas ignoran por completo: la energía, la actitud mental y la salud espiritual.

La oración. La esperanza.
La voluntad de vivir.
Manuel y yo vimos esos vídeos juntos.

En ese momento aún no sabíamos exactamente a qué tipo de cáncer nos enfrentábamos ni cuán agresivo era. Pero escuchar a alguien hablar con calma e inteligencia sobre cómo sobrevivir al cáncer cambió algo dentro de nosotros.

Por primera vez desde aquella llamada telefónica, la situación ya no me parecía una sentencia de muerte. Me parecía un problema que había que resolver.

Fue a través de esos vídeos como oí hablar por primera vez del Instituto Biomédico Hoxsey de México.

La clínica Hoxsey llevaba décadas aplicando un protocolo natural contra el cáncer. Lo que más me sorprendió fue que los pacientes no siempre tenían que desplazarse hasta allí.

Podían enviar los tratamientos y orientar a los pacientes a distancia.

Los contacté de inmediato.

En poco tiempo teníamos programada una consulta con uno de sus oncólogos. Les envié toda la información médica de la que disponíamos hasta ese momento, que, sinceramente, no era mucha.

Aún no se había realizado ninguna biopsia.
No había un diagnóstico confirmado.

Solo la exploración y la creciente sensación de que algo agresivo estaba ocurriendo en el interior del cuerpo de Manuel.

Pero al menos ahora estábamos avanzando. Teníamos una dirección.

Y creíamos que, si seguíamos buscando, encontraríamos el camino correcto.

Capítulo 4 — Comprensión

Tras la primera llamada telefónica, apenas pude dormir.
Mi mente no paraba de dar vueltas, no solo como esposa,
sino también como profesional.

Durante diecisiete años había trabajado con el cuerpo
desde una perspectiva diferente a la de la mayoría de los
sistemas médicos convencionales. Siempre había creído
que la sanación no comienza con un diagnóstico.

La sanación comienza con la escucha.
En mi trabajo había llegado a comprender el cuerpo como
un sistema inteligente: en constante procesamiento,
adaptación y comunicación. Los síntomas no son
acontecimientos aleatorios. Son señales de que algo dentro
del sistema está sometido a tensión.

Cuando se habla de «salud intestinal», a menudo se piensa
únicamente en la digestión. Sin embargo, en mi práctica, el
intestino representa algo mucho más amplio. Es uno de los
principales centros de procesamiento del organismo.

Todo lo que ingerimos pasa por este sistema. Los
alimentos.
El estrés.
Los pensamientos. Las emociones.

Las toxinas ambientales.
La estimulación constante del mundo moderno.
Cuando la carga se vuelve demasiado pesada, el cuerpo
hace lo que está diseñado para hacer. Se adapta. Acumula.
Compensa.
Los síntomas no aparecen porque el cuerpo esté fallando,
sino porque está intentando gestionar demasiado.

Tras el diagnóstico de Manuel, empezamos a reflexionar.
Por mi propia experiencia profesional y por lo que
habíamos aprendido de Chris Wark y de muchos de los
supervivientes a los que había entrevistado, sabía que el
cáncer rara vez aparece de la noche a la mañana.
Se desarrolla con el tiempo.

En ocasiones, el proceso comienza diez años antes de que
aparezcan los primeros síntomas graves.

Una sola célula sufre una mutación: la denominada «célula
madre». En lugar de morir como lo hacen las células
normales, sigue viviendo y replicándose.
Aún no se comprende del todo por qué sucede esto.
Lo más probable es que no se trate de una única causa,
sino de una combinación de factores: una tormenta
perfecta.

Parásitos.
Infecciones micóticas. Metales pesados.
Estrés crónico.
Traumas emocionales no superados.

Desequilibrio espiritual que pasa desapercibido durante años.

Todos estos factores pueden crear un entorno interno en el que las células anormales sean capaces de sobrevivir y multiplicarse.

Nuestro entorno interno determina mucho más de lo que creemos.

Influye en cómo pensamos. En cómo nos sentimos.

Cómo digerimos.

Incluso cómo viven y mueren nuestras células.

Escuchar a Chris Wark hablar sobre la evolución del cáncer fue reconfortante.

Si este proceso había comenzado años antes, eso significaba algo importante. Significaba que aún teníamos tiempo para actuar.

Cuando recordamos, las señales en realidad habían estado ahí.

Dos años antes del diagnóstico, poco después de que naciera nuestro hijo menor, Manuel había comenzado a experimentar síntomas extraños.

Ansiedad grave. Episodios de insomnio tan intensos que podía pasar una semana entera sin dormir prácticamente nada, y aun así, de alguna manera, seguir con su vida y acudir al trabajo. Le picaba la espalda constantemente. A veces se apoyaba contra la pared solo para rascarse y aliviar el picor.

Probó la acupuntura y las hierbas chinas, lo que le ayudó a relajarse lo suficiente como para dormir de vez en cuando. Pero los episodios seguían repitiéndose.

Con el tiempo, incluso empezó a tomar Benadryl solo para conciliar el sueño.
Le hicimos pruebas. Todos los resultados salieron normales.

Incluso antes de eso —unos cinco años antes del diagnóstico— había experimentado palpitaciones cardíacas y una pérdida de peso repentina. En un momento dado, llevó un monitor cardíaco durante una semana mientras los médicos intentaban comprender qué estaba sucediendo.
Una vez más, no hubo respuestas.

A lo largo de los años, su peso fue bajando poco a poco, pasando de alrededor de 82 kg a unos 71 kg. En aquel momento no relacionamos estos acontecimientos con nada grave. Los análisis de sangre eran normales. Los médicos no detectaron ningún problema claro. Y cuando no hay un diagnóstico, es difícil saber dónde buscar.

Al repasar los hechos tras el diagnóstico de cáncer, el patrón se hizo mucho más claro. El cuerpo llevaba años intentando comunicarse con nosotros. Simplemente, aún no sabíamos cómo interpretar las señales.

Hubo otro momento que me vino a la mente durante esas largas noches de reflexión.

El día en que Manuel y yo nos conocimos.

Nos conocimos a través del tango: primero como pareja de baile, luego como amigos y, finalmente, como algo mucho más.

Durante una de nuestras primeras conversaciones, me preguntó por mi trabajo. Le dije que era terapeuta holística y que gran parte de mi labor se centraba en depurar el cuerpo y restablecer el equilibrio del organismo.

Le picó la curiosidad y concertó una cita conmigo poco después.

Siguió un programa de depuración y se sintió mucho mejor. Los problemas digestivos que había estado padeciendo desaparecieron.

Me contó que, cuando nos conocimos y empezamos a hablar, se le pasó por la cabeza la idea de que «Algún día, esta mujer me va a salvar la vida».

Me limité a sonreír. En aquel momento, aquel mensaje podía significar tantas cosas.

Años más tarde, cuando mi mente daba vueltas bajo el peso de las decisiones que tenía que tomar, él me recordó aquel momento.

Y cuando todo hubo terminado, me lo recordó de nuevo.

Capítulo 5 — El plan

Empecé a pedir suplementos, a crear una rotación y a planificar protocolos de depuración. La lista era larga, demasiado larga para utilizarla toda de una vez. Así que tuve que pensar como una estratega.
¿Qué era lo más importante?

Una cosa tenía clara: la lucha debía librarse desde todos los frentes: físico, emocional y espiritual. Dado que aún no conocíamos la causa exacta, pero entendíamos que el cáncer suele desarrollarse a partir de una combinación perfecta de factores, nuestra respuesta debía abarcarlo todo.

Pero hubo otra constatación que cobró igual importancia.
Yo podía guiar el proceso.
Podía investigar, planificar y aportar las herramientas.
Pero no podía librar la batalla por él.

En algún momento durante aquellas semanas le dije a Manuel algo que se convirtió en nuestra regla para todo lo que vino después.

—Yo te facilitaré las armas. Pero tú tienes que luchar.

Puede parecer sencillo, pero no lo era. Lo había visto muchas veces en mi trabajo con personas que se enfrentaban a enfermedades graves. En el momento en que alguien asume el papel de víctima, la lucha empieza a desvanecerse. El miedo se apodera de uno. La responsabilidad se desplaza hacia el exterior. El cuerpo percibe esa rendición.
Eso no podía suceder aquí.

Manuel podía confiar en mí para dirigir la estrategia. Podía confiar en mis conocimientos, en mi investigación y en mi capacidad para elaborar un plan. Pero el poder debía seguir estando en sus manos. Su cuerpo tenía que luchar. Su mente tenía que elegir la vida. Su espíritu tenía que mantenerse activo.

Sin eso, ningún protocolo del mundo serviría de nada. Así que, mientras yo pedía suplementos, planificaba limpiezas y buscaba respuestas, él también tenía su papel: mantenerse mentalmente presente, participar y creer que la supervivencia era posible.

A partir de ese momento, abordamos todo como una colaboración.
Yo aportaría las armas. Él lucharía.
Y eso es lo que empezamos a hacer.

Durante esas semanas de espera, no dejaba de dar vueltas a una idea: hay que apoyar al cuerpo, no luchar contra él.

Con el tiempo, llegué a comprender que el cuerpo no es una máquina que de repente «se estropea». Es un sistema inteligente que se adapta constantemente a lo que se le exige. Cuando la carga se vuelve demasiado pesada — toxinas, estrés, tensión emocional, mala alimentación—, el cuerpo hace lo que debe para sobrevivir. Compensa. Almacena. Envía señales.

Los síntomas no son fallas del cuerpo. Son mensajes de un sistema que intenta gestionar más de lo que puede soportar cómodamente.

Lo que queda claro cuando se observa el cuerpo durante el tiempo suficiente es lo siguiente: el cuerpo casi siempre trabaja a
nuestro favor, no en nuestra contra.

Cuando dejamos de luchar contra él y empezamos a apoyarlo, a menudo ocurre algo extraordinario. Los sistemas comienzan a reorganizarse. Vuelve la energía. La inflamación remite. Aumenta la claridad. El cuerpo recuerda cómo sanar.

Sanar no es cuestión de fuerza. Se consigue restableciendo el equilibrio — apoyando conjuntamente la digestión, la desintoxicación, la eliminación, la nutrición y la fortaleza inmunológica. El cuerpo no se cura por partes aisladas. Se cura como un sistema completo.

Esa comprensión marcó cada decisión que empecé a tomar por Manuel. No buscaba una única cura milagrosa. Buscaba formas de apoyar a todo el sistema para que su cuerpo tuviera la fuerza para luchar —y su espíritu tuviera la voluntad de vivir.

Empezamos con la depuración.

Antes que nada, necesitábamos depurar el organismo para que pudiera responder. El sistema digestivo, el hígado, el sistema linfático… todos ellos desempeñan un papel en el procesamiento y la eliminación de residuos. Si esas vías están sobrecargadas, el cuerpo no puede absorber adecuadamente los nutrientes ni satisfacer sus necesidades.

Así que, mientras esperábamos respuestas, empecé a sentar las bases. Era el trabajo que llevaba años realizando.

Pedí suplementos: algunos de Estados Unidos, otros de diferentes partes del mundo. Hierbas, tinturas, tés medicinales. La lista era extensa, pero todo debía alternarse cuidadosamente para que el sistema no se viera sobrecargado.

Concertamos una consulta con la clínica Hoxsey en México para la semana siguiente. En ese momento aún era poco lo que podían hacer sin conocer el tipo exacto de cáncer, pero yo quería dejar todas las puertas abiertas.

También se programaron tratamientos intravenosos con altas dosis de vitamina C en la clínica donde se había realizado la prueba RGCC.

Pero seguíamos esperando; parecía no tener fin.

Además, pedí un libro de Louise Hay, Tú puedes sanar tu vida. Ya conocía su obra y siempre me había fascinado como persona: su fortaleza, su filosofía, su convicción de que la mente y el cuerpo estaban profundamente conectados.

Pedí el libro para Manuel en español. Yo ya lo tenía en inglés, pero sabía que las afirmaciones en su lengua materna llegarían más hondo.

Pronto había trozos de papel con afirmaciones por toda la casa: en las puertas, en los armarios, en el espejo del baño. Cada vez que pasaba por delante de uno, tenía que leerlo.

Al principio parecía casi una tontería.

Pero la repetición tiene poder. Con el tiempo, esas palabras empiezan a permear en el subconsciente.

La oración también pasó a formar parte del plan.

Chris Wark había hablado a menudo sobre la fe y el papel que había desempeñado la oración en su recuperación. Los padres de Manuel eran profundamente religiosos y

siempre habían rezado con regularidad, pero Manuel y yo
nunca habíamos practicado nada estructurado por nuestra
cuenta.

Aun así, la idea se le quedó grabada.
Chris había mencionado que no todas las iglesias
transmiten el mismo mensaje. Algunas se centran en el
miedo y el castigo. Otras se centran en la esperanza y la
sanación. Sugirió buscar una que hablara de la luz.

Manuel decidió intentarlo.

Buscó una iglesia de habla hispana y asistió a un servicio
un domingo.

Y precisamente ese día, durante ese mismo servicio, el
pastor invitó a una mujer a subir al escenario y compartir
la historia de su hija, una superviviente reciente de cáncer.

Manuel me contó más tarde que se quedó boquiabierto.

Esto no podía ser una coincidencia. Siguió acudiendo.
Poco a poco, su fe comenzó a crecer.

Mientras tanto, seguíamos esperando respuestas. Por
fuera, intentaba mantener la calma y la concentración. Por
dentro, cada hora se me hacía eterna.

Capítulo 6 — El hospital

Tres semanas después nos llamaron para comunicarnos los resultados de la prueba RGCC.

Tras toda esa espera —y miles de dólares—, la respuesta fue dolorosamente imprecisa. La prueba solo confirmó dos cosas: se trataba de cáncer y era extremadamente agresivo. La escala que utilizaron llegaba hasta cinco.

La puntuación de Manuel era de 4,89.

Eso fue todo. Sin tipo. Sin orientación. Solo la confirmación de que algo peligroso estaba sucediendo.

Un par de días después, su estado cambió drásticamente.

Empezó a vomitar incluso tras beber pequeñas cantidades de agua. Al principio pensamos que tal vez tenía el estómago irritado. Pero pronto quedó claro que estaba sucediendo algo mucho más grave.

No podía retener nada en el estómago.

Le dije que fuera a urgencias y que yo me encargaría de los niños y me reuniría con él allí. Le llamé a mi madre y le pedí que viniera a quedarse con ellos. Recogí a mi hijo mayor del colegio y dejé a todos en casa.

Luego me dirigí rápidamente al hospital.

Cuando llegué, ya lo habían ingresado. Le habían extraído sangre y le habían solicitado una tomografía

computarizada. Su estado empeoraba por momentos.
Vomitaba constantemente, cada pocos minutos.
Tenía el estómago vacío, pero seguía expulsando grandes
cantidades de líquido.
Cuando llegaron los resultados de la tomografía, los
médicos se mostraron visiblemente desconcertados.

Lo que semanas antes se había descrito como del tamaño
de un mango, ahora se acercaba más al tamaño de una
papaya. Se había triplicado de tamaño en menos de cuatro
semanas.

Y, sin embargo, sus análisis de sangre parecían perfectos.
Los médicos bromeaban diciendo que tenía la sangre del
hombre de 53 años más sano del país. Todos los
marcadores eran normales.
Nada tenía sentido.

En ese momento se tomó la decisión de ingresarlo en el
hospital. Estaba demasiado débil para mantenerse de pie,
muy deshidratado y vomitaba constantemente. Era
evidente que tenía cáncer, pero nadie podía aún
determinar de qué tipo. La rapidez con la que avanzaba la
enfermedad dejó atónitos a los médicos.
Era finales de febrero de 2021. El COVID seguía en pleno
apogeo.
Los hospitales apenas permitían visitas. Conseguir verlo se
convirtió en una batalla en sí misma. Incluso cuando
lograba subir, el horario de visitas era extremadamente
limitado. Al final me hicieron marcharme y tuve que

volver a casa, pero «casa» significaba algo completamente diferente.

En el hospital tenía que mantenerme fuerte por él. En casa tenía que mantenerme fuerte por el resto de mi familia.

No había lugar para derrumbarme.

Volví a casa, cuidé de los niños, les ayudé con las tareas, les leí cuentos antes de dormir, les canté canciones y los metí en la cama como si todo fuera normal.

Solo cuando la casa quedó en silencio me permití derrumbarme. Me fui a mi habitación y lloré.

Abrumada. Agotada. Aterrorizada. Rezando.

A la mañana siguiente volví al hospital. Mi madre se había hecho cargo de los niños.

Dentro del hospital, no había nada que hacer salvo esperar.

Manuel seguía vomitando grandes cantidades de líquido verde. Le estaban administrando líquidos por vía intravenosa, pero no podía comer ni beber nada. Su cuerpo lo rechazaba todo.

Los médicos parecían desconcertados. Tenían hipótesis, pero no respuestas.

Le prepararon para dos procedimientos: una biopsia de la masa y una biopsia de médula ósea, programadas para dentro de tres días.

Entonces volvimos a esperar. Cinco días.

Mientras tanto, un médico tras otro entraba en la habitación. Oncólogos. Cirujanos. Especialistas. Cada uno tenía una teoría diferente.

—Si es esto, tendremos que extirpar estos órganos. Si es aquello, tendremos que operar de inmediato.
Algunos de los escenarios que describieron parecían brutales: extirparle grandes partes del sistema digestivo, vivir con bolsas permanentes para las funciones corporales.

Escucharlos fue minando poco a poco mi confianza. Aunque pudieran extirparlo… ¿qué tipo de vida sería esa? Y, sin embargo, cuando miraba a Manuel, él seguía sonriendo.
Estaba débil, esquelético, entrando y saliendo del sueño, a veces casi delirante por el agotamiento; pero cada vez que me veía, sonreía.

Le llevé una copia en español de Usted puede sanar su vida, pero estaba demasiado débil para sostenerlo.
Así que, en su lugar, le puse grabaciones: sus conferencias y meditaciones, junto con charlas de Joe Dispenza. Las dejé sonando mientras estaba despierto e incluso mientras dormía.
Simplemente sabía que era importante para él escuchar esos mensajes.
Seguía perdiendo peso rápidamente. Su cuerpo se iba consumiendo ante mis ojos.
Y había algo más. Un olor.

Es difícil de explicar, pero hay quien lo entiende al
instante. La muerte tiene un olor.
No es como el mal aliento o el olor corporal. Es algo
diferente.
Había algo en el aire a su alrededor.
Podía olerlo a su alrededor. Sabía que estaba cerca.
Además, estaba extrañamente tranquilo y en paz. No
dejaba de decirme que sentía una presencia cerca de él.
Quizá fuera su ángel de la guarda. Pero el olor me hacía
sentir como si la muerte misma estuviera cerca.
Aunque mi esperanza por él seguía siendo fuerte,
comprendí que se encontraba en una encrucijada. Que las
cosas podían ir en cualquier dirección en cualquier
momento.
Ese fue el momento en que decidí llamarle a su madre.
Con mi español muy limitado, le dije que debía venir. Ella
ya sabía que él estaba enfermo. Tanto ella como el padre de
Manuel son personas profundamente creyentes, y habían
estado rezando constantemente por su hijo.
Su actitud y su confianza me sorprendieron. Tenían plena
fe en que él se pondría bien.
Sin pánico.
Sin lágrimas.
Solo certeza.

No le conté lo mal que creía que estaban las cosas.
Simplemente le dije que necesitaba ayuda con los niños y
que mi madre estaba agotada.
Al día siguiente reservó un vuelo.
Y seguimos esperando los resultados de la biopsia.

Capítulo 7 — El diagnóstico

Una tarde, el oncólogo entró en la habitación y nos comunicó en voz baja los resultados de la biopsia.

Linfoma de células B grandes.

La biopsia de médula ósea aún se estaba analizando, por lo que todavía no podían determinar el estadio. Pero una cosa ya estaba clara: la masa a la que habían estado llamando tumor no era un tumor en absoluto. Se trataba de un grupo de ganglios linfáticos enormemente agrandados.

Eso significaba que la cirugía ya no era una opción. Todas las opciones quirúrgicas que habían barajado quedaron de repente descartadas. El único tratamiento posible ahora era la quimioterapia.

El oncólogo explicó que este tipo concreto de linfoma suele responder bien a la quimioterapia. Dependiendo del estadio, las tasas de supervivencia podían alcanzar hasta el ochenta y siete por ciento.

Pero mi cerebro apenas podía asimilar lo que me decía. —¿Seguro que no se puede operar? —pregunté.

En ese momento, la cirugía casi me parecía la mejor opción. La oncóloga negó con la cabeza.

Aunque extirparan los ganglios linfáticos, me explicó, la enfermedad era tan agresiva que el bulto probablemente volvería a alcanzar el mismo tamaño en cuarenta y ocho horas.
La quimioterapia era la única opción.

Ese veredicto me afectó aún más que la primera llamada sobre el tumor del tamaño de un mango.

Los resultados de la médula ósea llegaron al día siguiente. Estaban bien. Eso significaba que Manuel estaba técnicamente en estadio II: un tumor grande, pero aún así en estadio II.

Eran buenas noticias… considerando las circunstancias.

Pero lo único en lo que podía pensar era en la quimioterapia.

Llevaba diecisiete años ejerciendo como terapeuta holística. Todo mi ser se resistía a la idea. Cada instinto, cada sistema de creencias, cada experiencia que había acumulado a lo largo de los años gritaba «no».

Tenía que haber otra forma. Algo mejor. Algo menos destructivo.
Y, sin embargo, la realidad que tenía ante mí era brutal.

Manuel no podía retener ni el agua. Los ganglios linfáticos
inflamados le comprimían los intestinos y el duodeno,
impidiendo que los líquidos avanzaran por su sistema
digestivo. Por eso vomitaba todo lo que bebía.
Y el tumor estaba peligrosamente cerca de una arteria
principal. Era solo cuestión de tiempo.

Le pregunté a esa oncóloga. Pero por mucho que intentara
encontrar otra solución, simplemente no la había. Le
expresé mi preocupación porque ahora está tan débil.

¿Cómo iba a soportar su cuerpo la quimioterapia en este
momento? ¿Acaso sobreviviría?

Y ella fue honesta.
Ella dijo que quizá lo aguantara, o quizá no. Pero si no
nada, probablemente le quedarían unos días.

Días.

Ya lo había oído antes. En las pelis. En los libros. A clientes
que repetían lo que les habían dicho los médicos.
«Te quedan cuatro meses». «Te quedan unas semanas».
Siempre me enfadaba.

No por el número, sino por lo que le hacía a la gente.
Sonaba como una sentencia. Como una cuenta regressiva.
En lugar de decir:
Aún tienes tiempo. Puedes luchar.
Haz cambios.

Pero esta vez… no estaba enfadada. Esta vez era de verdad.

No eran meses. Eran días.

Y lo veía con mis propios ojos. Sabía que, en nuestro caso, el médico tenía razón.

Y ahí fue cuando empezó la verdadera batalla. No en su cuerpo.

En mi mente.

Todo lo que creía. Todo lo que había enseñado.

Todo lo que había visto funcionar.

Chocaba con lo que tenía justo delante. Quimio… o sin quimio.

La lucha interna que sentía era más fuerte que cuando oímos por primera vez la palabra «cáncer».

Mi mente se inundó con todo lo que había visto a lo largo de los años. Gente que decidió no hacerse quimioterapia y sobrevivió.

Gente que la eligió y luego dijo que ojalá no lo hubiera hecho.

Historias. Opiniones. Experiencias.

Chris Wark y otros supervivientes que se habían curado sin ella. Incluso mi propio ego se imponía con fuerza.

¿Cómo iba a decirles a mis clientes que había firmado los documentos de la quimioterapia?

Seguí buscando otra respuesta.

Llamé al oncólogo de México. Llamé a médicos integrales en los que confiaba. Hice todas las preguntas que se me ocurrieron.

Pero todas las conversaciones acababan conduciendo a la misma realidad.

—¿Cómo le vas a dar jugos y suplementos —preguntó uno de ellos— si ni siquiera puede retener el agua?

Esa pregunta se me quedó grabada. Porque era verdad.

Sin líquidos circulando por su organismo, nada más podía funcionar.

En ese momento solo había dos opciones reales.

Podía rechazar la quimioterapia… y verlo morir.

O podía ver la quimioterapia como otra arma, algo que tal vez nos diera más tiempo.

Tiempo para luchar.

Tiempo para fortalecer su cuerpo. Tiempo para hacer todo lo demás.

Ese fue el momento en que la decisión se me hizo clara.

No fue fácil.

No fue algo que me hiciera sentir en paz.

Solo tenía claridad.

Pero cuando por fin me pusieron los papeles delante, mi cuerpo se resistió.

Ser yo quien tuviera que decidirlo suponía una carga insoportable.

Si la quimioterapia lo mataba esa noche, yo sería quien hubiera firmado los papeles. Yo sería quien tuviera que decirle a la familia que tomé la decisión que acabó con su vida.

Pero si me negaba —si dejaba que mis creencias o mi orgullo se interpusieran y él moría sin siquiera intentarlo —, también cargaría con esa responsabilidad.
¿Cómo se sale adelante en una situación así?

Una cosa es cuando el paciente toma las decisiones sobre su propio cuerpo. Y otra cosa muy distinta es cuando la responsabilidad recae sobre el cónyuge.

Me empezaron a temblar las manos. Estaba hiperventilando.
Las palabras de la página se difuminaban a través de las lágrimas que me llenaban los ojos. Sentía el pecho oprimido, como si un grito se hubiera atascado en algún lugar entre los pulmones y la garganta.

Apenas podía ver el papel. Pero firmé.

En cuanto el bolígrafo dejó de escribir, las enfermeras se movieron con una rapidez asombrosa. No caminaban, corrían. En cuestión de segundos, los papeles desaparecieron por el pasillo y los preparativos para la quimioterapia comenzaron de inmediato.

Ya no había tiempo para pensar. Y así, sin más… empezó.

Capítulo 8 — La primera ronda

Cuando empezaron los preparativos para la quimioterapia, me mandaron a casa.

Me explicaron las posibles reacciones: shock alérgico, convulsiones y otras complicaciones que podían surgir durante la infusión. No me dejaron quedarme. Ya superaba el límite de visitas y las restricciones por el COVID.

La enfermera me prometió que me llamaría cuando todo hubiera terminado. Le di un beso en la frente, le dije que fuera fuerte y me fui.

De vuelta a casa, a una batalla completamente diferente. Dijeron que el tratamiento duraría unas seis horas. Me quedé despierta y esperé.

Cada minuto se me hacía más largo que el anterior. Hacia la una de la madrugada llamé al hospital. Me temblaban las manos mientras sostenía el teléfono.
—Lo logró —dijo la enfermera.
Hubo un momento en el que tuvieron que reanimarlo, pero estaba vivo. Por fin me permití respirar.
A la mañana siguiente volví al hospital.

Cuando entré en la habitación, estaba casi igual que el día anterior: débil, pálido, apenas capaz de moverse.

Entonces, la enfermera me dijo con total naturalidad que le iban a dar el alta ese mismo día.
La miré fijamente.
	—¿Lo van a mandar a casa?
No paraba de vomitar. No podía retener ni el agua.
Estaban a punto de quitarle la vía intravenosa y apenas podía caminar.
	—¿Y se supone que me lo llevo a casa así? —Me dijeron que sí.

El médico nos explicó que la primera ronda de quimioterapia debería empezar a reducir el tamaño de los ganglios linfáticos en uno o dos días. Si eso ocurría, la presión sobre su sistema digestivo podría disminuir lo suficiente como para que los líquidos pudieran pasar.

Con suerte.

Unas horas más tarde lo sacaron del hospital en silla de ruedas y lo subieron a mi coche.

El trayecto a casa solo duró veinticinco minutos, pero tuvimos que parar varias veces para que pudiera vomitar.

De alguna manera conseguimos llegar a casa.
Le ayudé a entrar y lo llevé directamente al baño. Cuando le quité la ropa, por fin vi lo que le había pasado al cuerpo.

Nada me había preparado para ese momento. Pesaba
cincuenta y dos kilos.

En un hombre de 1,80 metros, esa cifra parecía casi
imposible. Su cuerpo parecía algo que solo había visto en
fotografías históricas: prisioneros de campos de
concentración, nada más que piel estirada sobre los
huesos.

Por un momento me quedé allí de pie, mirándolo.
Luego le ayudé a asearse y lo llevé a la cama.
Estaba agotado, pero no dejaba de sonreír. Estaba feliz de
estar en casa.
Le dije que durmiera.

Más tarde ese mismo día, le hice beber pequeños sorbos de
agua. Para mi sorpresa, no vomitó.

Al día siguiente llegó su madre. Vino acompañada de uno
de sus primos y de su esposa. Cuando entraron, Manuel
los recibió alegremente: sentado erguido, sonriendo y
hablando como si nada fuera de lo normal hubiera pasado.

No tenían ni idea de lo que acababa de pasar. De lo que los
dos acabábamos de pasar.
Solo les dijimos que había pasado tres semanas en el
hospital y que le habían dado quimioterapia el día anterior.
Con la ropa puesta, no se notaba tanto lo que había

adelgazado. Hablaron durante horas. Al final, su primo y su esposa se fueron, pero su madre se quedó.

Poco a poco empezó a comprender la realidad de la situación. Manuel seguía sin poder comer. Al día siguiente preparé un jugo fresco: de zanahoria, betabel y manzana.

Lo bebió a sorbos lentamente durante casi una hora. Y entonces ocurrió algo increíble. No vomitó. Siguió a base de líquidos durante varios días más, mientras yo le iba introduciendo poco a poco pequeñas porciones de comida vegana. Al principio, cantidades minúsculas. Y tampoco las vomitó. La quimioterapia había funcionado.

Aún no había curado nada, pero había hecho lo único que necesitábamos desesperadamente: había frenado el cáncer. Ahora teníamos tiempo para luchar. Empecé a recuperar la confianza.

Y Manuel me dejó alucinada.

Al día siguiente ya estaba afuera, en el jardín, arreglando algo, limpiando, manteniéndose ocupado. Salía cada pocos minutos para recordarle que bebiera jugo o agua.

Jugaba con los niños. Me costaba mucho entender su resistencia y su valentía.

Lo admiraba más que nunca.

La quimio había hecho lo único que necesitábamos desesperadamente.

Nos dio tiempo.

Y eso quería decir tiempo para luchar.

Capítulo 9 — La batalla

La muerte había dado un paso atrás, pero no había desaparecido. El olor ya no estaba, pero el peligro seguía siendo muy real. La quimio había frenado al monstruo, pero no lo había derrotado.

Esto era solo el principio.

Manuel pesaba apenas 52 kilos. El linfoma había resultado ser extremadamente agresivo, y la quimioterapia en sí misma conllevaba sus propios riesgos. Teníamos muchas cosas en nuestra contra.

Tenía programadas seis sesiones de quimioterapia como paciente ambulatorio, seguidas de tratamientos de radioterapia.

Iba a ser una batalla larga.

Desde el principio supe que lo abordaríamos de forma holística. La medicina convencional y el apoyo natural no tenían por qué ser enemigos. No teníamos que elegir un bando. Usaríamos ambos.

Y eso es exactamente lo que hicimos.

En ese momento le recordé a Manuel algo que ya habíamos acordado desde el principio.

—Yo te facilitaré las armas —le dije—. Investigaré, encontraré lo que necesitamos y trazaré la estrategia. Pero tienes que luchar.

Y así fue.

A partir de entonces, cada día tenía su estructura. La recuperación ya no era solo una idea: se convirtió en una rutina.

En cuanto nos dimos cuenta de que por fin podía retener los líquidos, empezamos de inmediato. No había motivo para esperar.

El protocolo comenzó ese mismo día.

La primera base fue el jugo. El jugo de verduras frescas se convirtió en un ritual diario en nuestra casa. Manuel bebía al menos 1,2 litros cada día. Zanahoria, betabel y manzana fueron nuestra combinación principal al principio: lo suficientemente suave para su estómago, pero lo suficientemente potente para nutrir su cuerpo.

Su dieta pasó a ser totalmente ecológica y casi exclusivamente vegetal, con un gran énfasis en los alimentos crudos siempre que los toleraba.

Dos veces por semana se tomaba un shot de jugo de hierba de trigo. Eso sí que era duro. Solo el sabor podía hacer que todo tu cuerpo se rebelara, pero los dos sabíamos lo potente que era. A veces, sanar no es agradable, pero es necesario.

Al principio nos ceñimos sobre todo a remedios líquidos porque a él todavía le costaba tragar pastillas. Así que muchas de las cosas que introduje venían en gotas, infusiones o aceites.

Descubrimos el té Essiac y su larga historia en el tratamiento del cáncer (más detalles en la Parte 2). Empecé a prepararlo con regularidad y él lo tomaba tres veces al día.
La vitamina D con K2 venía en gotas. También le añadí gotas de propóleo, junto con una crema de propóleo que le aplicaba directamente sobre el abdomen. (Todos los detalles se explican en la segunda parte del libro) El aceite de semilla negra se convirtió en otro ritual diario.

También empecé a hacer mi propio yogur usando cultivos bacterianos especiales que pedí por internet. Técnicamente no era vegano, pero en ese momento cuidar su intestino era más importante que seguir unas reglas dietéticas perfectas. El yogur casero le ayudó a calmar el estómago, sobre todo después de las sesiones de quimioterapia.

También estaba el té que se convirtió casi en un símbolo para nosotros.

Pedí varias hierbas a granel: salvia, ortiga, raíz de bardana, diente de león, trébol rojo, uña de gato, barbas de maíz, manzanilla y menta. Todas ellas tenían propiedades antiinflamatorias y antioxidantes.

Una tarde las mezclé en las proporciones que me parecieron adecuadas.

Lo llamé «té curativo». Los dos lo tomábamos todos los días y pronto se convirtió en algo que esperábamos con ilusión. El sabor era cálido y reconfortante.

Otro remedio que se convirtió en parte de la rutina era una sencilla preparación a base de espárragos. Yo cocinaba los espárragos, los trituraba, los guardaba en un tarro de cristal en la nevera y él tomaba cuatro cucharadas dos veces al día.

Y luego estaba el jugo de aloe.

No era de esos que se quedan meses en las estanterías de las tiendas. Este lo enviaba una empresa que lo hacía llegar congelado de un día para otro, ya que no contenía ningún conservante. Era caro, pero le hizo maravillas al sistema digestivo y ayudó a que su intestino se recuperara después de las sesiones de quimioterapia.

Poco a poco, día a día, estas cosas se convirtieron en nuestro ritmo. La sanación se convirtió en rutina. Y las rutinas son poderosas.

Llegó rápidamente el momento de su primer tratamiento
ambulatorio.

Lo llevé a la clínica temprano por la mañana para la larga
infusión. Iba a llevarnos casi todo el día. Preparé unos
zumos y los llevé conmigo, decidida a seguir apoyando su
cuerpo de todas las formas que pudiera.

Antes de irnos, el oncólogo me dio una indicación muy
clara: —Si le sube la fiebre, llévalo a urgencias
inmediatamente. —Y así fue.

La fiebre apareció al día siguiente de su segunda sesión de
quimioterapia.

Lo llevé a urgencias. Las pruebas parecieron durar una
eternidad. Al final, descubrieron que su recuento de
glóbulos blancos había bajado casi a cero. Su sistema
inmunológico estaba prácticamente destruido.

Lo ingresaron de inmediato y lo pusieron en una
habitación estéril. Pasó otras dos semanas en el hospital.

Durante ese tiempo, mi vida se convirtió en un bucle
constante entre casa y el hospital, treinta minutos de ida y
otros tantos de vuelta. Conducía de un lado a otro todos
los días, a veces dos veces al día. Cada vez le llevaba jugos
frescos y comida.

Técnicamente, no estaba permitido. La sala de aislamiento tenía normas estrictas sobre la comida de fuera. Pero miré los platos del hospital y las comidas calentadas en el microondas que servían, y pensé que la comida que yo traía era mucho más limpia que cualquier cosa que ellos ofrecieran. Así que la traje de todos modos.

Le estaban poniendo inyecciones para estimular la producción de glóbulos blancos, y poco a poco funcionó. Su sistema inmunológico empezó a recuperarse y, al final, le dieron el alta.

Cuando llegó a casa, nos enfrentamos a otro momento difícil.
Se le había empezado a caer el pelo por todas partes. No solo en la cabeza, sino por todo el cuerpo. Manuel nunca había sido un hombre especialmente peludo, pero ahora aparecía pelo en las almohadas, en la ropa, en el baño.
Así que lo quitamos todo.
De su cabeza.
De sus brazos.
De sus piernas.

Al final, hasta se le cayeron las cejas. Los niños lo miraban con curiosidad.
—¿Por qué, mami? —preguntaron.
Les dijimos que papi solo quería ver cómo se veía calvo.
Les bastó con esa explicación, aunque estaba claro que no les gustaba nada su nuevo look.

Mientras Manuel estaba en el hospital durante esa segunda ronda, pasó algo más en casa.

Nuestro hijo de cinco años empezó de repente a mojar la cama.

Al principio me tomó por sorpresa, pero estaba claro que, aunque intentábamos proteger a los niños de toda la realidad, ellos seguían sintiendo la tensión. Los niños siempre la sienten.

Me senté con él y le hablé con dulzura.

—Sí, Papi no se encuentra bien ahora mismo —le dije—. Los médicos le están curando el estómago. No es nada peligroso.

Solo necesita un poco de ayuda. —Él escuchó en silencio. Y confió. Dejó de hacer pis en la cama.

Durante todo esto, Manuel y yo nos mantuvimos centrados en la lucha.

Tomaba al menos diez suplementos diferentes a la vez, alternándolos cada dos semanas con otro conjunto para no sobrecargar su organismo. Siguió mis protocolos de limpieza, bebía jugo fresco todos los días y seguía una dieta orgánica basada en plantas.

También incorporamos el protocolo Hoxsey: tónicos y suplementos a base de hierbas diseñados para ayudar al cuerpo durante el tratamiento contra el cáncer.

Cada tres semanas se sometía a otra ronda de quimioterapia.

Después de cada ronda tomaba prednisona durante cinco días, y una vez que terminaba ese ciclo, lo llevaba a recibir terapia intravenosa de altas dosis de vitamina C.

Empezamos con 25 gramos. Luego 50. Finalmente 100 gramos, un goteo de cuatro horas.

Incluso conseguí vitamina B17 de México, y se la añadieron a la bolsa de infusión de vitamina C.
Poco a poco, casi sin que nos diéramos cuenta, empezó a recuperarse. Y seguimos bailando.

El tango fue lo que nos unió en un principio, y en medio de todo esto se convirtió en una especie de ancla. Algunas noches era yo la que estaba demasiado agotada para moverme, pero él seguía levantándome y bailábamos en la sala.

Durante unos minutos, todo lo demás desaparecía.

Capítulo 10 — Las otras batallas

Mientras Manuel y yo nos centrábamos en los tratamientos y las rutinas que le mantenían con vida, la vida a nuestro alrededor no se detuvo.

En muchos sentidos, se volvió aún más difícil.
El cáncer había entrado en nuestro hogar, pero no era la única batalla que estábamos librando.

Nuestra situación económica se convirtió rápidamente en un desastre.

Irónicamente, el COVID acabó ayudándonos en cierta medida. Debido a la pandemia, se ofrecían programas de moratoria hipotecaria. Solicité el programa para situaciones de dificultad económica y pudimos suspender los pagos de la hipoteca durante doce meses.

Sin eso, sinceramente, no sé qué habríamos hecho.

Antes de que Manuel ingresara en el hospital, teníamos unos diez mil dólares ahorrados. Siempre habíamos vivido razonablemente bien. Con su negocio y mi consultorio, nos iba bien: no éramos ricos, pero vivíamos cómodamente como clase media. Eso se acabó rápidamente.

Los ahorros se esfumaron en poco tiempo. Yo aún tenía
algunos clientes, pero simplemente ya no tenía energía.
Entre las visitas al hospital, los tratamientos, los niños y el
intento de mantener todo en orden, trabajar se volvió casi
imposible.

El dinero se agotaba rápidamente.
Los tratamientos hospitalarios estaban cubiertos en su
mayor parte por el seguro, pero todos los tratamientos
naturales que yo añadía —suplementos, hierbas,
infusiones de vitamina C, alimentos especiales— costaban
miles de euros.

Un par de amigos de Manuel nos ayudaron en algunas
ocasiones, lo cual fue una bendición. Pero, en general,
estábamos solos. Y decidí no contarle a Manuel lo mal que
estaban las cosas económicamente.

Ya tenía bastante con lo suyo. Lo último que necesitaba era
cargar también con ese peso. Así que lo cargué yo sola. A
día de hoy sigo sin entender del todo cómo lo logramos.
De alguna manera, lo hicimos.

Con la ayuda de Dios, las cosas siguieron saliendo bien lo
justo para seguir adelante. Pero los préstamos y la deuda
de aquella época aún nos persiguen. El dinero no era la
única tormenta que azotaba nuestro hogar.

Mi hijo mayor estaba pasando por su propia crisis.
Reprobó todas las materias del tercer trimestre. Incluso

Educación Física. Empezó a juntarse con malas compañías y terminó su primer año de secundaria en un auténtico desastre. El chico que había pasado once años tocando el violín, practicando, actuando y forjando amistades a través de la música, de repente lo dejó todo.
La escuela dejó de importarle. El hogar dejó de importarle. Se volvió rebelde. Era doloroso verlo.

Sabía que en parte se debía al miedo y al estrés. Ya había perdido a su padre biológico cuando era más pequeño, y ahora veía a su padrastro luchar contra una enfermedad que, para la mayoría de la gente, suena como una sentencia de muerte.

Pero en ese momento necesitaba desesperadamente que se levantara y fuera fuerte por la familia: por sus hermanos menores, por mí. En cambio, empezó a alejarse.
Al final, tuve que sacarlo de la escuela y pasarlo a la educación en casa. Pensé que eso podría protegerlo de las malas influencias y ayudarle a empezar de cero. No tenía ni idea de que él ya había encontrado formas de eludir mi control.

Empezó a escaparse de casa por las noches, saliendo a gatas por la ventana de su habitación y quedando con un amigo que le metía en problemas. Que la policía llamara a nuestra puerta se convirtió en parte de nuestra realidad. Lo detuvieron una vez y lo pusieron en libertad unas horas más tarde con libertad condicional. Tres semanas después —el día que cumplió dieciséis años— volvió a ocurrir. De

nuevo lo pusieron en libertad. De nuevo, libertad
condicional.

Ninguno de los cargos era realmente grave, pero en aquel
momento me pareció el fin del mundo. Sabía que le había
dado demasiada rienda suelta.

Había permitido ciertas cosas simplemente porque ya no
me quedaban fuerzas para librar todas las batallas. Entre la
enfermedad de Manuel, los tratamientos, la presión
económica y los niños pequeños, estaba agotada. Confiaba
en que los cimientos que le había proporcionado durante
su infancia serían lo suficientemente sólidos como para
resistir.

Pero su propio miedo y su estrés seguían sus propias
reglas. Él también estaba aterrorizado. Simplemente lo
expresaba de la única forma que a veces sabe un
adolescente: la rebelión.

Hablamos. Pasamos tiempo juntos. Intenté mostrarle la
fortaleza que Manuel demostraba cada día.

A veces funcionaba. A veces no.

Y durante todo ese tiempo, yo también cargué con ese
peso.
Otra capa de estrés.
Otra capa de dolor.
Otra capa de agobio.

Capítulo 11 — Un ángel en el cielo

Después de que Manuel volviera a casa tras su segunda
hospitalización, decidimos llevar a los niños a la playa.
Todos necesitábamos aire fresco. Espacio. Algo que
volviera a parecer normal.
Yo conducía. Los niños se reían en el asiento trasero, felices
simplemente por haber salido de casa. El cielo estaba
despejado y brillante, uno de esos días perfectos de
Florida.

Pero mi mente estaba en otra parte.
En mi cabeza no dejaba de repetir el mismo pensamiento
una y otra vez, como si fuera una oración.
Necesito saber que va a estar bien. Necesito una señal de
que va a vivir.

En ese preciso momento, estaba doblando a la derecha
para tomar el puente que lleva al cayo. Y, de repente, me
quedé boquiabierta.

Justo delante de mí, en el cielo, las nubes habían formado
un enorme ángel blanco.
Las nubes eran muy finas, casi transparentes, y el sol se
situaba perfectamente donde estaría la cabeza. Se veía tan
nítidamente que, por un momento, me pregunté si lo
estaría imaginando.

Pero no fue así.

Incluso logré tomar una fotografía.

Me limité a sonreír. Luego me volví hacia Manuel y le dije en voz baja:

> —Todo va a estar bien

Él lo vio. Lo sintió. Lo sabía.

Todo lo que habíamos pasado, todo lo que estábamos aprendiendo, todo lo que Manuel estaba haciendo por su salud comenzó a acercarlo más a Dios.

Iba a la iglesia con regularidad. Una iglesia de habla hispana le resultaba natural. Se dio cuenta de que los días que iba, se sentía mejor— más tranquilo, más fuerte, con más esperanza.

Su fe comenzó a crecer. Y con ella, su fuerza. Continuamos el ciclo que habíamos creado.

Quimioterapia.

Prednisona.

Limpieza.

Infusiones intravenosas de vitamina C.

Suplementos.

Oración.

Iglesia.

Afirmaciones.

Y luego lo repetimos de nuevo.

El apoyo adicional que le estábamos brindando a su organismo marcó una diferencia enorme. No sufrió los

graves efectos secundarios que mucha gente asocia con la
quimioterapia.
No tenía vómitos.
No sentía náuseas constantes.
No tenía dolores digestivos.
En cambio, se mantenía activo.

Siempre estaba haciendo algo: construyendo algo,
arreglando algo en casa, jugando al fútbol con los niños en
el jardín.

Pude ver el efecto inmediato de las infusiones de vitamina
C. Entraba con aspecto pálido, casi amarillento, y con
ojeras.
Cinco horas más tarde salía con los ojos claros y el color de
vuelta en su rostro.
Era impresionante verlo.

Un efecto secundario que sí experimentó fue daño
nervioso en las yemas de los dedos. Perdió algo de
sensibilidad en esa zona, lo que significaba que a veces se
lastimaba accidentalmente mientras trabajaba con
herramientas: un martillo por aquí, un borde afilado por
allá.

Pero ni siquiera eso lo frenó mucho.
Siguió adelante.
Siguió trabajando. Siguió viviendo.

Capítulo 12 — El último intento

Cuatro meses después, una vez completadas todas las sesiones de quimioterapia, los análisis de sangre presentaban buenos resultados. Las pruebas de imagen también eran satisfactorias. Por primera vez en mucho tiempo, se respiraba un aire de alivio.

Pero los médicos aún no habían terminado. Le recomendaron enfáticamente someterse a radioterapia. Veinticinco sesiones dirigidas al abdomen. Lo calificaron como un último tratamiento en esa zona, una forma de desactivar por completo el grupo de ganglios linfáticos donde se había desarrollado el linfoma.
Lo pensé durante mucho tiempo. Sentía una gran resistencia en mi interior.
Y, sinceramente, incluso hoy en día sigo sin estar del todo convencida de que fuera la decisión correcta.

El radiólogo me explicó que los daños causados por la radiación persisten durante años. El tejido sigue cicatrizando, a veces hasta durante diez años. Algunos pacientes desarrollan posteriormente obstrucciones en el colon a causa de esas cicatrices.
Escuchar esa explicación fue aterrador. Sonaba duro. Permanente. Innecesario.
Pero estaba la otra cara de la moneda.

¿Y si no lo hiciéramos?

Los oncólogos nos advirtieron de que, si el linfoma reaparecía, la misma quimioterapia ya no sería eficaz. La siguiente opción probablemente sería un trasplante de médula ósea, un procedimiento que cuesta cientos de miles de dólares y conlleva enormes riesgos.

El mensaje entre líneas era claro. Si reaparece, es posible que no tenga otra oportunidad.
De repente, me encontré en la misma espiral mental a la que me había enfrentado al decidir sobre la quimioterapia. Solo que esta vez era aún más difícil.

Manuel ya no estaba indefenso en una cama de hospital. Podía caminar, trabajar y volver a llevar una vida normal. Era plenamente capaz de tomar sus propias decisiones. Pero seguía acudiendo a mí en busca de orientación. Y, de alguna manera, una vez más, sentí que la decisión final me correspondía a mí.

Durante semanas, la radioterapia se convirtió en el único tema de conversación en nuestra casa.
Interrogué al oncólogo. Consulté al radiólogo. Concerté citas con médicos integrales en los que confiábamos. Hablé con el oncólogo de México con el que habíamos estado trabajando durante todo el proceso.

El oncólogo y el radiólogo se expresaron principalmente desde el miedo, explicando los riesgos de una recidiva y las limitaciones en caso de que el cáncer reapareciera.

Los médicos integrales se mostraron más neutrales. Podían analizar las posibilidades y contribuir a la conversación, pero ninguno de ellos estaba dispuesto a asumir la responsabilidad de la decisión.

Y, sinceramente, ¿cómo iban a hacerlo?

Nadie iba a firmar esos documentos excepto nosotros. La responsabilidad debía recaer donde correspondía: en él. En nosotros. Lo hablamos durante semanas. Sopesamos todas las posibilidades.

Si aceptaba la radioterapia, sabíamos que habría daños irreversibles. Su cuerpo ya había pasado por la quimioterapia. La radioterapia supondría un daño adicional, otro riesgo para el futuro. Se sabe que existe la posibilidad de que se desarrollen cánceres secundarios tras una exposición intensa a la radiación.

Pero si lo rechazaba —y el linfoma regresaba con más fuerza—, tendríamos que vivir con esa pregunta para siempre.

¿Y si la radioterapia hubiera podido evitarlo?

Nos volvimos casi locos dándole vueltas al asunto. Al final, Manuel tomó la decisión.

Aceptó la radioterapia.

Las sesiones de radioterapia comenzaron poco después de tomar la decisión.

Veinticinco sesiones.

Cinco días a la semana.

De lunes a viernes.

Durante cinco semanas.

En comparación con la quimioterapia, cada sesión de tratamiento era breve. La radioterapia en sí solo duraba unos quince minutos. Sin embargo, toda la rutina que la rodeaba se convirtió en parte de nuestra vida cotidiana.

Cada mañana lo llevaba en coche a la clínica.
Nos registrábamos, esperábamos nuestro turno y luego él entraba solo mientras yo me sentaba en la sala de espera. La máquina hacía su trabajo y, poco después, él salía y volvíamos a casa.

Al principio no parecía tan malo.
Pero la radioterapia funciona de manera diferente a la quimioterapia. El efecto se acumula día tras día y, hacia la segunda o tercera semana, el desgaste acumulado se hizo evidente.

Sin duda se sentía más débil. Mucho más débil de lo que había estado durante la mayor parte de la quimioterapia. Cada tarde, cuando llegábamos a casa, le esperaba la misma rutina. Le preparaba un baño desintoxicante.

Mezclaba bicarbonato sódico, sal del Mar Muerto y sal de Epsom —una taza de cada uno— en agua tibia. Nuestra bañera era pequeña y su cuerpo de metro ochenta no cabía perfectamente, pero me aseguré de que su torso permaneciera completamente sumergido mientras sus piernas quedaban fuera.

Se quedaba allí sumergido durante veinte minutos. Los baños le ayudaban a eliminar toxinas, a relajar el cuerpo y a proporcionarle al menos algo de alivio frente a la acumulación constante de efectos del tratamiento.
Al mismo tiempo, seguimos con todo lo demás que ya habíamos incorporado a nuestra rutina.

Jugos frescos todos los días. Suplementos. Remedios a base de hierbas.
Y una vez a la semana acudía a recibir una infusión intravenosa de vitamina C en dosis altas.

El objetivo era siempre el mismo: reforzar su organismo en la medida de lo posible mientras los tratamientos surtían efecto.
Contábamos las sesiones una a una. Veinticinco tratamientos.
Veinticuatro.
Veintitrés.
Cada día nos acercaba un paso más al final. Y, por fin, llegó la última sesión.

Cuando terminó, salimos de la clínica en silencio. No hubo celebración, ni momento dramático.

Solo un tácito entendimiento entre nosotros de que la fase más intensa de la batalla había quedado finalmente atrás.

Los tratamientos habían terminado.

Capítulo 13 — Cerebro de Quimio

Una de las partes más difíciles de la recuperación no fue la física.

Físicamente, Manuel se estaba fortaleciendo poco a poco. Su fe iba en aumento. Su cuerpo se estaba estabilizando tras todo lo que había pasado.

Pero algo más había cambiado.

Su mente.

Era difícil ver lo que la quimioterapia le había hecho a su función cerebral.

Durante casi un año entero no pude dejarlo conducir. Yo conducía a todas partes: a las citas, a los tratamientos, a hacer mandados. Yo lo organizaba todo. Me ocupaba de cada detalle de la vida cotidiana.

A simple vista, parecía estar bastante bien. Pero, si se le prestaba atención, era evidente que algo no iba bien. Si alguien le preguntaba por su fecha de nacimiento, podía responder con su código postal. Si le pedían su número de teléfono, le salían números al azar.

No estoy exagerando.

Podía hablar, pero la información se le mezclaba constantemente. A veces ni siquiera era capaz de deletrear su propio nombre en voz alta.

El inglés, que antes le resultaba perfectamente manejable, casi desapareció. Simplemente no encontraba las palabras.

Pero cuando hablaba en español con su familia, podía hablar durante horas.

Ver aquello resultaba confuso y aterrador a la vez. Poco a poco, una vez finalizada la quimioterapia, empezó a recuperar el habla.

Esperé con paciencia.

Aun así, aproximadamente un año después, todavía no era del todo él mismo. El oncólogo y yo incluso discutimos si deberíamos hacerle una resonancia magnética cerebral para asegurarnos de que no estuviera pasando nada más. Al final, decidí no hacerlo.

No había otros indicios que apuntaran a un cáncer en su cabeza, y lo último que quería era exponerlo a más radiación innecesariamente. Así que esperamos.

Poco a poco, las cosas empezaron a mejorar.

Con el tiempo, volvió a conducir. Empezó a pensar en qué tipo de trabajo debería hacer en el futuro. Sospechábamos que el linfoma pudiera estar relacionado con las sustancias químicas a las que había estado expuesto durante años trabajando en la construcción.

Así que intentó explorar otras opciones. Aceptó pequeños trabajos aquí y allá. No se acercaban en absoluto a los ingresos que teníamos antes, pero era un comienzo y le parecía un avance.

En un momento dado, incluso intentó tintar las ventanas de los coches. Le gustaba, pero era un negocio completamente nuevo que había que poner en marcha. Entonces se hizo evidente otra realidad. El daño nervioso en las yemas de los dedos —otro efecto secundario de la quimioterapia— hacía que los trabajos delicados resultaran extremadamente difíciles. Al no tener plena sensibilidad en los dedos, le llevaba demasiado tiempo completar incluso las tareas más sencillas.

Así que también tuvo que descartar esa idea. Pero el cuerpo seguía recuperándose.

Poco a poco, casi imperceptiblemente, la sensibilidad comenzó a volver a sus yemas de los dedos, dedo a dedo.

Era una pequeña señal, pero significaba algo importante.

Sus nervios se estaban recuperando. Su cuerpo se estaba recuperando. Y con cada pequeño avance, la esperanza se hacía más fuerte.

El sueño

Poco después de que terminaran las sesiones de radioterapia, ocurrió algo que nos marcó a los dos.

Una noche, Manuel se sentó de repente en la cama en plena madrugada. Respiraba con dificultad y tenía todo el cuerpo sudado.

El movimiento me despertó.

Acababa de tener una pesadilla.

En el sueño, un enorme monstruo lo atacaba: un pulpo con tentáculos gigantes. Los tentáculos se enroscaban alrededor de su cuerpo, y las ventosas se adherían exactamente a su abdomen, justo donde había estado el «tumor».

Fue una batalla espiritual.

Luchó por liberarse mientras la criatura lo sujetaba. En el sueño, comenzó a rezar y luego le gritó:

—¡No te tengo miedo!

Y, de repente, el monstruo se desvaneció en el aire. Cuando me contó lo que había sucedido, lo escuché en silencio. Entonces dije algo que incluso a mí me sorprendió.

—Oh, qué bien —le dije con calma—. Llevaba tiempo esperando este sueño. Ahora ya no queda nada. Se acabó el cáncer.

Y volví a quedarme dormida.
Por la mañana volvimos a hablar del tema. ¿Qué había sido aquel sueño?
Siempre he sido una persona muy intuitiva y, a lo largo de los años, he vivido momentos en los que los mensajes parecían llegar de formas difíciles de explicar lógicamente.

Aquello me pareció uno de esos momentos. Ambos sabíamos lo que significaba el sueño. Él había ganado.

La guerra había terminado.
Poco a poco, la vida empezó a volver a algo parecido a la normalidad.

Seguimos con las rutinas que le habían ayudado a recuperarse —la dieta, los suplementos, los cuidados—, pero ya no con la misma intensidad.

La batalla ya se había librado.
El «monstruo» había desaparecido.

Capítulo 14 — Viviendo la batalla

La situación seguía siendo difícil.

Manuel estaba vivo, pero ya no era el mismo hombre que había sido antes de la enfermedad. El estrés seguía siendo elevado y, sin embargo, de alguna manera, a pesar de todo, seguíamos siendo felices.

Al mirar las fotos de aquella época, me pregunto cómo lo logramos. Ahí estamos: sonriendo, bailando, yendo a la playa, jugando con los niños.

¿De dónde sacábamos la energía? ¿Cómo seguíamos adelante?

Por encima de todo, recuerdo lo impresionada que estaba con el hombre al que había elegido. Estaba orgullosa de él.

¿Cómo podía alguien pasar por algo así y seguir siendo tan positivo?

¿Y cómo podía yo —una persona que nunca se había caracterizado por una paciencia ilimitada— mantenerme tan centrada y decidida?

Cuando lo recuerdo, el contraste físico es impactante. Ya no era el hombre que había conocido.

El hombre que conocí era corpulento, alto y de piel morena. Solía llamarle en broma «Sexicano». Nos conocimos gracias al tango, y el tango tiene la capacidad de despertar la pasión rápidamente.

Nuestra relación se basaba en el movimiento, la energía y la intensidad. Ahora parecía una persona completamente diferente.

Estaba calvo, pálido, increíblemente delgado, casi esquelético. En un momento dado pesaba casi lo mismo que yo, y yo solo mido metro sesenta y cinco. Su mente era más lenta, su cuerpo frágil.

Pero seguía sonriendo. Y su pasión por la vida, de hecho, se había hecho más fuerte. Ni siquiera su pasión por mí había cambiado.

Quizá eso fue lo que nos ayudó a seguir adelante.

Seguimos viviendo. Bailábamos en la sala de estar. Íbamos a la playa. Jugábamos con los niños. ¿Era todo alegre y fácil?

Por supuesto que no.

La situación económica estaba en crisis. Los préstamos se acumulaban.

Algunos de sus dientes habían empezado a caerse a causa de los tratamientos. No todos, pero sí los suficientes como para que necesitara dentaduras parciales. Hubo un tiempo en el que estuvo esperando a que se las hicieran, y recuerdo que a veces me daba vergüenza cuando la gente lo miraba.

Estaba tan delgado. Parecía tan viejo.

Había pasado de parecer siempre más joven de lo que era a parecer que tenía ochenta años. A veces, cuando acompañábamos a los niños al colegio, sentía que la gente nos miraba.

Parecía más un abuelo que un padre. Esa parte fue emocionalmente difícil. Pero cada vez que surgían esos pensamientos, me centraba en otra cosa.
Recordé quién era él apenas unos meses antes. Recordé cómo nos conocimos. Recordé cómo bailábamos. Y me recordé a mí misma que la sanación lleva tiempo.

Quizá él nunca volvería a ser exactamente el mismo. Pero creía firmemente que podría acercarse bastante. Y, en muchos sentidos, me sorprendió.

Por las tardes salíamos a dar paseos en bicicleta en familia. Llevábamos uno de esos carritos para bebés acoplados a la parte trasera de la bicicleta para nuestro hijo menor. El pequeño ya no era precisamente ligero: tenía casi tres años y estaba bastante gordito.

Pero Manuel lo arrastraba. Yo ni siquiera podía hacerlo. Para mí pesaba demasiado. Pero él lo hacía. Incluso mientras seguía en tratamiento. Todas las tardes dábamos una vuelta por el barrio y a los niños les encantaba. Los domingos íbamos en bicicleta al puesto de productos ecológicos que teníamos la suerte de tener cerca. El trayecto duraba unos quince minutos. A la vuelta, cargábamos el carrito del bebé con bolsas de verduras —bolsas y un niño— y Manuel seguía llevándolo hasta casa. Se negaba a dejarme llevar las cosas pesadas. ¿Cómo no iba a enamorarme de eso?

Pero a veces llegaba la oscuridad. Mentiría si dijera que no.

Hubo momentos en los que me sentía mal por mí misma.
Momentos en los que me preguntaba por qué la vida había
tomado este rumbo.

¿Por qué teníamos que pasar por algo así? Pero esos
pensamientos nunca duraban mucho tiempo.
Sabía muy bien que caer en una mentalidad de víctima
solo nos hundiría aún más a todos.

Así que cada vez que surgían esos pensamientos, me
volvía a plantear las mismas preguntas:

¿Quiénes éramos antes de esto? ¿En quiénes podríamos
convertirnos aún?

¿Y qué había que hacer hoy? Esa forma de pensar nos
ayudó a seguir adelante.

A veces, la vida nos impone una responsabilidad
insoportable.

Y solo más tarde nos damos cuenta de que el hecho de que
se nos confiara esa responsabilidad era también una forma
de privilegio.

Capítulo 15 — Otro susto

Según el oncólogo, el cáncer se consideraría curado si no reaparecía durante tres años. A partir de entonces, dijo que solo tendría que ver a Manuel una vez al año para realizarle unos análisis de sangre básicos. Ni siquiera serían necesarias las pruebas de imagen.

Esa marca de los tres años se convirtió en una meta invisible en nuestras mentes.
Era noviembre de 2023: habían pasado dos años desde que finalizaron todos los tratamientos y casi tres desde que comenzó la pesadilla. Manuel acudió a lo que se suponía que sería su última exploración semestral antes de pasar a revisiones anuales.
Estábamos emocionados. Entonces llegaron los resultados de la exploración con una noticia aterradora. Había aparecido una lesión en su pulmón.

No pudieron precisar exactamente de qué se trataba, pero nos explicaron que, cuando este tipo concreto de linfoma reaparece, suele manifestarse en los pulmones. Nos recomendaron realizar una biopsia lo antes posible.
Todo se detuvo. Pánico. Frustración. Incredulidad.

Después de todo lo que ya habíamos pasado, esto nos hizo sentir como si volviéramos a estar en el punto de partida.

Llamé a un amigo cercano cuyo padre acababa de fallecer de cáncer de colon. Hablamos. Lloramos un rato.
Pero entonces algo cambió.
Recordé el sueño. El monstruo desapareciendo. Recordé al ángel en el cielo de hacía años.

Y a pesar del lenguaje aterrador que suelen emplear los médicos —un lenguaje que a menudo multiplica el miedo—, algo dentro de mí se mantuvo tranquilo.
—No —dije—. No creo que sea cáncer.
Podría ser cualquier cosa. Manuel había estado enfermo poco antes de la exploración. Podría haber sido una inflamación, una infección, incluso secuelas del COVID. Aparte de esa pequeña mancha en la radiografía, se encontraba perfectamente bien. Así que tomé una decisión.
—Hagamos la biopsia —dije—. Pero programémosla para dentro de un mes.
Los riesgos eran reales. Una biopsia pulmonar puede provocar un colapso pulmonar. Pero no me daba miedo esperar unas semanas. La biopsia se programó para mediados de diciembre.

Mientras tanto, volví a poner a Manuel en un protocolo. Un litro de jugo de zanahoria todos los días. El jugo de zanahoria tiene notables propiedades depurativas y reconstituyentes. También empecé a investigar algo de lo que había oído hablar recientemente: la posible interacción de la nicotina con ciertos mecanismos virales. Después de escuchar una conferencia del Dr. Ardis y profundizar yo

misma en la investigación, la idea tenía cada vez más
sentido.

Así que, durante treinta días, Manuel siguió una rutina
sencilla:

Cuatro vasos de jugo de zanahoria al día. Volvió a una
dieta vegana estricta.

Y un parche de nicotina de 7 mg cada día. Pasaron treinta
días.

Se sometió a la biopsia. Después esperamos. Y esperamos.
Estaba tardando mucho más de lo previsto. Llegó la
Nochebuena.

Estaba entrando en Whole Foods para comprar algunas
cosas de última hora cuando sonó mi teléfono. Era un
número desconocido. Normalmente lo habría ignorado —
la mayoría de las llamadas desconocidas son estafas—,
pero algo me impulsó a contestar.

Era Sarah, la enfermera del oncólogo. Se me encogió el
corazón.

Inmediatamente me dijo:

—No estoy en la oficina, estamos cerrados por las
fiestas, pero revisé los correos electrónicos y vi los
resultados de Manuel. Tenía que llamarle. Es Navidad y
merece saberlo.

Me apoyé contra un expositor de pequeños árboles de
Navidad a la entrada de la tienda, mientras la gente
pasaba a mi lado mirándome fijamente.

—Ya tenemos los resultados de la biopsia —dijo—.
NO es cáncer.

Continuó explicando que la razón por la que había tardado tanto era que los patólogos estaban tratando de averiguar qué era realmente ese tejido. Lo habían analizado para descartar tuberculosis y otras posibles enfermedades.

Al final, lo único que pudieron decir fue que se trataba de tejido muerto. Tejido muerto.
Recuerdo que pensé: ¿A quién le importa lo que fuera?
Fuera lo que fuera, ya había desaparecido.
Lo habíamos eliminado.
Tenía pensado decírselo a Manuel llegando a casa, pero no pude esperar. Lo llamé de inmediato.
Intenté hablar rápido para no asustarlo.
       —Me acaba de llamar Sarah —dije—. No es cáncer. Te lo explico todo llegando a casa.
Incluso esa frase le asustó al principio.
Pero cuando comprendió lo que quería decir, se puso a llorar.
No por miedo.
Por alivio.
Fue el mejor regalo de Navidad que podríamos haber recibido.

Experiencias como esta cambian su forma de entender lo que realmente es un «regalo».
Las joyas, los artilugios, los regalos de Navidad… De repente parecen carecer de sentido en comparación con algo tan sencillo como que un médico le diga:
       —La biopsia no muestra nada.
El regalo es la vida.

En realidad, no hay nada que se le pueda comparar.

Y vivir una experiencia como esta cambia la forma en que uno ve su papel en la historia.

Técnicamente, se trataba de la enfermedad de Manuel. Él era el paciente.

Pero, de alguna manera, todo ese proceso se había convertido también en el mío.

Siempre que hablo de aquellos años, nunca digo que él hizo esto o que él pasó por aquello.

Siempre digo «nosotros».

Lo hicimos nosotros.

Fuimos allí.

Luchamos contra esto.

¿Era yo solo una cuidadora?

¿Una profesional que tomaba decisiones?

¿O acaso el hecho de haber recorrido ese camino junto a él me había convertido, a mi manera, también en una paciente?

Capítulo 16 — Cuando termine la guerra

Por muy fuerte que me mantuviera durante todo ese tiempo, en algún momento la energía cambió.

Durante años, simplemente seguí adelante. Había que tomar decisiones. Había que organizar los tratamientos. Había que mantener la casa. Había que cuidar de los niños. No había tiempo para derrumbarse.

Pero, al final, el cuerpo guarda su propio registro de lo que la mente se niega a procesar.
Y el mío empezó a hablar. La primera señal fue mi espalda.

El dolor apareció de repente, en lo más profundo de la zona lumbar. Me resultaba imposible estar sentada. Las únicas posturas que me proporcionaban alivio eran estar de pie o acostada. Caminar era soportable, pero cada día se convertía en una extraña alternancia entre esas dos posturas.
Lo probé todo: acupuntura, masajes, quiroprácticos. Al principio, nada me ayudaba.

Al final, un quiropráctico consiguió aliviar el dolor, pero no sin antes someterme a varias pruebas y exploraciones. Llegó un momento en el que estaba convencida de que

tenía algo grave. Sentía el abdomen tenso e hinchado. Me
dolía todo.

Las tomografías computarizadas y las ecografías no
mostraron nada. Finalmente, una resonancia magnética
reveló la respuesta.
Dos hernias discales.

Tras dos meses de dolor intenso, empecé a mejorar poco a
poco. Pero exactamente un año después, el dolor volvió a
aparecer. Ese episodio duró aproximadamente un mes
antes de estabilizarse, y desde entonces nunca he vuelto a
sentirme del todo igual. Un solo movimiento en falso
puede hacer que el dolor reaparezca.

Dormir se ha convertido en otra batalla. La mayoría de las
noches me duermo con normalidad, pero alrededor de las
cuatro de la madrugada el dolor me despierta.

Empiezo a sentir tirantez y dolor en la espalda y, de
repente, descansar se vuelve imposible. Me doy vueltas de
un lado a otro, agotada, pero incapaz de dormir.

Al principio pensé que se trataba de algo puramente físico.
Pero algo más también había empezado a cambiar. Mis
emociones. Me volví más irritable.

El mismo hombre al que había admirado durante años —el
hombre al que había visto luchar contra el cáncer con tanta
fuerza— de repente empezó a irritarme. Su lentitud

mental, que había aceptado con paciencia durante la recuperación, ahora me frustraba. Ya volvía a estar en plena forma. Trabajaba, aportaba ingresos, ayudaba con los niños.

Y, sin embargo, todo parecía molestarme. A veces me decía en voz baja: —Parece que todo lo que digo te irrita.
Y yo le respondía con sinceridad: —Así es.
Pero también sabía otra cosa. Probablemente no sea él.
Probablemente sea yo.
¿Serían las hormonas? ¿La perimenopausia? ¿El agotamiento?
Empecé a observarme a mí misma del mismo modo en que observo a mis clientes. Buscando patrones. Y una palabra no dejaba de aparecer.
Responsabilidad.
Esa palabra pesaba sobre mí. Yo me encargaba de todo. Las citas.
Las finanzas. La compra. Las decisiones escolares.
Los horarios familiares.
Todo pasaba por mí.

Y poco a poco empecé a ver un extraño paralelismo.
En las enfermedades autoinmunes, el sistema inmunitario se ve desbordado. Trabaja cada vez más hasta que empieza a atacar al propio cuerpo.

Empecé a preguntarme si ocurría algo similar a nivel emocional. Una especie de enfermedad autoinmune relacionada con el control emocional. Durante años me

había encargado de controlar a todo el mundo y todo lo
que me rodeaba. Con el tiempo, ese control se había
convertido en un control minucioso.
Y ahora estaba atacando a todos los que me rodeaban por
ello.
El cáncer había desaparecido hacía años. Cinco años,
oficialmente.
Pero esos cinco años me parecieron toda una vida.

Cuando por fin me detuve lo suficiente para mirar atrás,
me di cuenta de algo importante.
El cáncer no había sido la única tormenta durante esos
años. Simplemente había sido la más grande.

Justo después de terminar la quimioterapia y la
radioterapia, descubrimos una gotera en nuestra cocina. El
suelo empezó, literalmente, a levantarse. Cuando retiraron
los muebles, descubrimos una contaminación masiva por
moho. Nuestra compañía de seguros nos dijo que
abandonáramos la casa de inmediato.
Y así lo hicimos.
Nos fuimos mudando de un Airbnb a otro mientras las
obras de reparación se prolongaban durante meses. Al
final, despedimos a la empresa que se encargaba de ello, y
Manuel —que acababa de terminar la quimioterapia y la
radioterapia— reconstruyó la casa él mismo con la ayuda
de unos amigos.

Seis meses después de volver a mudarnos, decidí que
quería salir de aquella casa por completo. La vendimos y

compramos otra. Por aquella misma época, nuestro hijo mediano se fracturó el fémur en un accidente en el parque. Hubo traslados en ambulancia, traslados al hospital, dos operaciones y meses en silla de ruedas. Manuel lo llevaba a todas partes: al baño, a la ducha, al coche.
Luego estaba mi hijo mayor.

Un chico que en su día se había dedicado en cuerpo y alma al violín y a la orquesta juvenil empezó a desmoronarse. Suspenciones, nuevos amigos, detenciones, citas en los tribunales, libertad condicional. Nada extremadamente grave, pero sí lo suficiente para que una madre sintiera que todo se estaba derrumbando.

Cuando Manuel enfermó, la única reacción de mi hijo fue una sola frase:
—¿Voy a perder a otro papá?
Aquella noche recé con más fuerza que nunca. Pero a mi hijo le dije algo con total seguridad.
—No. Este va a sobrevivir.
Y así fue. Pero mi hijo se cerró emocionalmente de formas que aún no comprendo del todo.
Mientras tanto, nuestra situación económica se estaba derrumbando.

El negocio de Manuel había perdido a la mayoría de sus clientes durante su enfermedad. Mi propia consulta apenas funcionaba porque ya no me quedaban fuerzas para dedicarle.

Dos años después del diagnóstico de Manuel, a mi padre le diagnosticaron cáncer de vejiga. Dos años más tarde, ya no estaba con nosotros. Y, en medio de todo eso, la propiedad de inversión que habíamos planeado revender empezó a entrar en proceso de ejecución hipotecaria.

Ahora, al recordarlo, veo lo que entonces no pude ver. No fue solo el cáncer. Fue todo.

Una tormenta tras otra tras otra.

Simplemente no había espacio entre ellas para detenerme y procesar nada. Seguí avanzando como un tren sin frenos.

Hasta que mi cuerpo finalmente me obligó a detenerme.

Cuando Manuel tuvo que viajar a México durante tres semanas.

La gente no dejaba de hacerme la misma pregunta:

—¿Cómo me las arreglo sin él?

Al principio respondí con indiferencia. Pero de repente me di cuenta.

Nada había cambiado. Mi vida seguía exactamente igual. La casa seguía funcionando igual. Los niños seguían viniendo a mí para todo. Todas las decisiones seguían recayendo en mí. La única diferencia era que nadie dormía a mi lado por las noches.

Esa constatación me golpeó con fuerza.

¿Qué sentido tenía este matrimonio si seguía cargando con todo yo sola?

Durante la enfermedad de Manuel, yo había tomado el control de todo porque alguien tenía que hacerlo. Él aprendió a seguir instrucciones. Yo aprendí a dárselas. En

aquel momento, eso le salvó la vida. Años más tarde,
estaba agotándome a mí. Cuando regresó de México, me
alegré de verlo, pero el resentimiento que había ido
creciendo silenciosamente durante años salió a la luz de
repente.
En lugar de expresarlo con calma, le eché la bronca.

—Solo vives para ti mismo.

—Traes el dinero a casa, pero ni siquiera preguntas
si se han pagado las facturas. —¿Por qué todo sigue
recayendo sobre mí?
En un momento dado, incluso le dije algo muy duro.

—Si no fuera por los niños, probablemente ni
siquiera estaríamos juntos. —Su respuesta fue sencilla.

—Sí, probablemente.
Y, curiosamente, no me dolió.
Porque para entonces yo ya sabía algo incómodo. Me había
vuelto difícil de soportar. Irritable. Enfadada. Agotada.
Pero la verdadera pregunta no era si había cambiado. La
verdadera pregunta era por qué.

La verdad era que ambos seguíamos viviendo dentro de
los roles que habíamos aprendido durante la guerra. Yo
seguía corriendo, cargando con todo a mis espaldas. Y él
caminaba a mi lado disfrutando del sol, preguntándose
por qué el burro estaba triste.

Ahora suena gracioso. Pero en aquel momento no lo era.
Con el tiempo, empezamos a adaptarnos. Él me pidió que
le asignara responsabilidades concretas. Y así lo hice.
Ahora se encarga de tres cosas cada día.

Los niños también están aprendiendo algunas cosas.
Durante años, todo era «mamá, mamá, mamá». Ahora,
cuando acuden primero a mí, simplemente les digo:
	—Ve a preguntarle a papi.
Poco a poco, el equilibrio está cambiando.
Porque sobrevivir a la guerra fue solo el primer paso.
Aprender a vivir después de ella es otra batalla
completamente distinta.
Capítulo 17 — Lo que me enseñó la guerra

Cuando la gente escucha nuestra historia, suele centrarse
en el cáncer.
El diagnóstico.
El hospital.
La quimioterapia.
Pero el cáncer no fue más que la parte más visible de la
guerra. La verdadera batalla fue algo más profundo. Fue el
momento en que la vida, de repente, puso la
responsabilidad en nuestras manos y nos planteó una
pregunta muy sencilla:
¿Y ahora qué?
En toda crisis hay un momento en el que el pánico es
posible, en el que el miedo puede apoderarse de uno y
paralizarlo todo. Pero el miedo no es una estrategia.

Ya en las primeras etapas de la enfermedad de Manuel me
di cuenta de algo importante: no podíamos permitirnos el
lujo de sentir miedo. El miedo agota la energía, y la energía
era lo único que no podíamos permitirnos perder.

Así que nos centramos en la acción.

Cada día había decisiones que tomar. Médicos a los que preguntar.

Tratamientos que investigar. Comida que preparar. Protocolos que elaborar.

Algunas de esas decisiones fueron aterradoras.

Firmar los documentos de la quimioterapia fue uno de ellos. Incluso ahora, años después, sigo sintiendo el peso de aquel momento. Pero una vez tomada la decisión, el siguiente paso fue sencillo.

Seguir adelante. Esa se convirtió en nuestra norma.

No perdimos el tiempo preguntándonos por qué nos había pasado esto. No gastamos energías imaginando los peores escenarios posibles. Nos centramos en lo que se podía hacer hoy.

Hoy tomamos el jugo.

Hoy tomamos los suplementos.

Hoy rezamos.

Hoy descansamos.

Hoy luchamos.

Un paso a la vez.

Otra cosa que me enseñó la guerra es que la recuperación rara vez consiste en elegir un bando. A la gente le gustan las respuestas sencillas. Quieren creer que o bien la medicina convencional, o bien la medicina natural, tiene la verdad. Pero la vida rara vez es tan sencilla.

En nuestro caso, la quimioterapia nos dio tiempo. Sin ella, es probable que Manuel no hubiera sobrevivido el tiempo suficiente para que cualquier otro tratamiento funcionara. Al mismo tiempo, la nutrición, la depuración, los suplementos y la fortaleza emocional ayudaron a su cuerpo de formas que la medicina por sí sola no podía. Nunca fue una batalla entre dos sistemas. Fue una colaboración. Utilizamos todas las herramientas disponibles.

Una vez más, quedó patente una lección: la voluntad del paciente es lo más importante. Ya lo había observado anteriormente en mi trabajo con los pacientes. Las personas que se recuperan de una enfermedad grave casi siempre comparten una característica común.

Deciden vivir.

No esperar.

No desear.

Decidir.

Manuel nunca se permitió caer en una mentalidad de víctima. Incluso en sus momentos de mayor debilidad, siguió adelante: arreglando cosas en casa, jugando con los niños, bailando conmigo en la sala de estar. Algunas personas podrían decir que esa actitud era simplemente parte de su personalidad.

Quizás.

Pero yo creo que también fue una elección. Y esa elección fue importante. Para mí, personalmente, la guerra también reveló algo más.

La responsabilidad puede resultar insoportable cuando de repente recae sobre sus hombros. Durante la enfermedad de Manuel, a menudo me sentí abrumada por la cantidad de decisiones que tenía que tomar. Al mirar atrás ahora, comprendo algo que no podía ver en aquel momento. Que se me confiara esa responsabilidad era también una forma de privilegio. La vida había puesto a alguien a quien quería bajo mi cuidado y me había pedido que diera un paso al frente. No todo el mundo recibe ese tipo de confianza.

La experiencia también me recordó algo fundamental sobre el cuerpo.

El cuerpo no es nuestro enemigo.

Se trata de un sistema inteligente que se esfuerza constantemente por protegerse y adaptarse. Cuando lo cuidamos adecuadamente —mediante una alimentación adecuada, la desintoxicación, el descanso, la estabilidad emocional y la fe—, tiene una capacidad extraordinaria para recuperarse.

Esa recuperación rara vez es instantánea. Pero es real.

A lo largo de los años, muchas personas me han hecho las mismas preguntas:

¿Qué hice exactamente? ¿Qué comía Manuel?

¿Qué suplementos tomaba? ¿Qué tratamientos le ayudaron más?

La verdad es que no hubo una única solución milagrosa.

Lo que ayudó fue un sistema.

Una estrategia.

Un protocolo construido a partir de muchas pequeñas
decisiones que se repiten cada día. Y eso es lo que quiero
compartir a continuación. Porque, aunque cada
enfermedad y cada persona son diferentes, los principios
en los que se basa ese protocolo pueden ayudar a muchas
personas a cuidar de su cuerpo durante una enfermedad
grave.

La guerra nos enseñó a luchar.
Lo que viene ahora es el mapa que seguimos.

Parte II

La estrategia

Hasta ahora, ha leído nuestra historia.

Una historia muy personal: la de una familia que atraviesa el impacto del diagnóstico, el caos del tratamiento y el lento camino de vuelta a la vida.

Cuando la gente escucha nuestra historia, suele hacer la misma pregunta. ¿Qué hicieron exactamente?

¿Qué comía Manuel?

¿Qué suplementos tomaba?

¿Qué tratamientos le ayudaron a recuperarse? ¿Qué marcó la diferencia?

La verdad es que nunca hubo una única solución milagrosa.

No hubo una sola pastilla, ni una sola terapia, ni un solo momento que cambiara todo de repente.

Lo que me ayudó fue un sistema.

Una estrategia construida a partir de muchas pequeñas decisiones que se repetían cada día.

Algunas de esas decisiones surgieron de mi experiencia profesional como terapeuta holística. Otras procedían de la investigación, de conversaciones con médicos, de libros, de la intuición y, a veces, de la simple observación de cómo responde el cuerpo cuando se le apoya en lugar de sobrecargarlo.

Recurrimos a la medicina convencional cuando fue necesario. Utilizamos enfoques naturales siempre que pudimos. Prestamos atención a la alimentación, la

desintoxicación, los suplementos, la actitud mental, la fe y
la disciplina diaria.

Nada funcionaba por sí solo. Todo funcionaba en conjunto.
Durante los meses de tratamiento, nuestras vidas se
estructuraron en torno a un objetivo sencillo:

Crear las mejores condiciones posibles para que el cuerpo
se recuperara. Cada comida era importante.

Cada suplemento tenía un propósito.
Cada hábito contribuía a la curación o la obstaculizaba.
Con el tiempo, esas decisiones diarias se convirtieron en
un protocolo.
No una fórmula rígida que funcione para todas las
personas en todas las situaciones, sino un marco de
referencia: una forma de pensar sobre la salud, la curación
y la extraordinaria capacidad del cuerpo para regenerarse
cuando se le proporciona el entorno adecuado.

Lo que se expone en los siguientes capítulos no es una
receta universal. Es la estrategia que nosotros seguimos.
Los principios que guiaron nuestras decisiones.

Las herramientas que contribuyeron a la recuperación de
Manuel.
Las prácticas que ayudaron a su cuerpo a soportar un
tratamiento médico agresivo sin dejar de recuperar
fuerzas.
El proceso de cada persona es diferente. Cada enfermedad
tiene su propia complejidad.

Pero las necesidades básicas del cuerpo siguen siendo las
mismas:
Eliminar cargas innecesarias.
Proporcionar una alimentación sana.
Favorecer la desintoxicación.
Fortalecer el sistema inmunológico.
Proteger la mente y el espíritu.

La sanación comienza cuando el cuerpo dispone por fin de
las condiciones necesarias para desempeñar la función
para la que fue diseñado.

Los siguientes capítulos repasan los aspectos más
importantes de esa estrategia, comenzando por la base de
toda sanación:

La nutrición.

Capítulo 18 — Los fundamentos de sanar

Para cuando Manuel regresó a casa del hospital, la nutrición ya se había convertido en uno de los pilares fundamentales de nuestra estrategia.

En nuestra casa ya seguíamos una dieta ecológica y teníamos una gran conciencia sobre la exposición a sustancias químicas. Desde aquella primera llamada telefónica, había seguido una estricta dieta para recuperarse. Los alimentos frescos, los ciclos de depuración, los jugos y las comidas de origen vegetal no eran nada nuevo para él. Formaban parte de nuestra vida desde hacía años.

Sin embargo, durante su estancia en el hospital se le presentó un enfoque muy diferente. Debido a su drástica pérdida de peso, enviaron a una dietista del hospital para que hablara con él. Ella trajo una lista impresa de alimentos que debía empezar a comer de inmediato para recuperar peso.
El objetivo era sencillo:
Calorías.

La lista incluía productos lácteos, hamburguesas, comida frita, helados y otras opciones muy calóricas destinadas a ayudarle a ganar peso lo antes posible.
Recuerdo haber mirado esa lista sin poder creer lo que veía.

En ese momento, el cuerpo de Manuel se encontraba en medio de una grave crisis biológica. Su sistema digestivo apenas funcionaba, le costaba mucho retener los líquidos y sus órganos estaban sometidos a un estrés enorme. Y, sin embargo, la solución que le ofrecían era atiborrar el cuerpo con los
alimentos más pesados posibles.
Eso me hizo cuestionarme algo que se me quedó grabada mucho tiempo después de esa conversación. Nadie se pregunta por qué el cuerpo pierde tanto peso durante una crisis, ¿verdad?
El cuerpo es inteligente. Cuando la supervivencia está en juego, suele deshacerse de lo que le sobra. La digestión es uno de los procesos que más energía consume en el cuerpo. Las comidas pesadas exigen un enorme esfuerzo metabólico.
La pérdida de peso durante una enfermedad puede que no sea simplemente un fracaso. En muchos casos, puede ser un intento del cuerpo de redirigir la energía hacia la supervivencia. Sin embargo, el sistema suele centrarse casi exclusivamente en recuperar el peso lo antes posible, sin tener en cuenta el costo metabólico de los alimentos que se utilizan para ello. Para nosotros, la cuestión no era cuánto tardaría Manuel en recuperar su peso. La cuestión era

cómo podíamos favorecer los mecanismos de sanación del cuerpo sin dejar de lado una digestión lo más ligera y eficiente posible.

Eso significaba que la nutrición no podía reducirse simplemente a las calorías.

Tenía que basarse en la biología.

Nutrición para una verdadera sanación

Una alimentación verdaderamente saludable no es complicada. Se trata de una simplicidad basada en la disciplina.

El cuerpo humano no está diseñado para procesar docenas de ingredientes a la vez. Cada alimento tiene su propia composición química, enzimática y energética. Cuando se ingieren demasiados
alimentos a la vez —aunque cada uno de ellos sea saludable por sí solo—, el sistema digestivo se ve desbordado.

La eficiencia disminuye, y los órganos encargados de la filtración y la eliminación deben compensar esta situación. Por eso, las comidas complejas suelen provocar fatiga, pesadez, hinchazón y una sobrecarga metabólica a largo plazo. La nutrición sanadora va en la dirección opuesta. Simplifica.

El cuerpo prospera con la claridad

Las comidas sencillas permiten que el estómago segregue los ácidos adecuados, que el páncreas libere las enzimas correctas y que los intestinos absorban los nutrientes de manera eficiente.

La complejidad genera competencia dentro del sistema digestivo. La sencillez genera nutrición.
Cuando la digestión se vuelve más fácil, el cuerpo puede destinar energía a la reparación, la función inmunitaria y la desintoxicación, en lugar de gastarla por completo en el procesamiento de los alimentos.

Integridad de los ingredientes

El cuerpo reconoce los alimentos, no los productos químicos.
Cualquier sustancia artificial que entre en el cuerpo debe ser neutralizada, transformada o eliminada. Los colorantes artificiales, los conservantes, los pesticidas, los disolventes, los medicamentos, el humo, el alcohol y las toxinas ambientales pasan todos por el torrente sanguíneo y, en última instancia, deben ser filtrados, principalmente por el hígado.

La función del hígado no es solo procesar los nutrientes, sino también proteger la sangre de sustancias que no le pertenecen.
Con el tiempo, la exposición a sustancias químicas se acumula y comienza a sobrecargar los sistemas de filtración naturales del cuerpo.

Por eso es importante la calidad de los ingredientes.
Siempre que sea posible, los alimentos deben ser:

• Orgánicos
• Integrales
• Mínimamente procesado
• Frescos
• Sin aditivos químicos

No se trata de una moda.
Es una necesidad fisiológica cuando el cuerpo intenta
curarse.
Nutrición viva frente a nutrición empobrecida
Los alimentos vegetales frescos aportan vitalidad
biológica.

Las verduras, las frutas, las hortalizas de hoja verde, los
brotes y los alimentos vegetales integrales contienen
enzimas, agua estructurada, antioxidantes y micro
nutrientes que participan directamente en la reparación
celular.

Los alimentos altamente procesados pueden seguir
conteniendo calorías, pero se les ha despojado en gran
medida de su inteligencia biológica. El refinado, la
conservación y el calentamiento excesivo reducen la
actividad enzimática y la integridad nutricional.

Estos alimentos exigen un esfuerzo digestivo y, al mismo
tiempo, contribuyen muy poco a la regeneración. La

sanación se produce de forma más eficaz cuando la mayor parte de la dieta se compone de alimentos frescos y vivos.

En este contexto, una dieta basada en vegetales no es una postura moral, sino biológica.
La proteína animal es rica en calorías, se digiere lentamente y supone un gran esfuerzo metabólico.
Durante las fases de recuperación intensiva, reducir esa carga digestiva permite al organismo destinar energía a la desintoxicación y la reparación.

El mito de la proteína

El temor a la deficiencia proteica es, en gran medida, de carácter cultural más que fisiológico.
Todas las plantas contienen aminoácidos. Muchos alimentos vegetales —especialmente las verduras de hoja verde, las legumbres, la quinoa, el trigo sarraceno, las semillas y los frutos secos— aportan proteínas en formas muy fácilmente asimilables.
A diferencia de las proteínas animales, que deben descomponerse en gran medida antes de su asimilación, las proteínas vegetales se absorben con menor esfuerzo metabólico y generan menos subproductos tóxicos.
La verdadera fuerza no se consigue mediante la sobrecarga, sino a través de una nutrición eficaz.
Los jugos como nutrición celular
El consumo de jugos no es una moda.
Es una forma de nutrición terapéutica.

Los jugos frescos aportan minerales, vitaminas, enzimas y fitoquímicos en una forma que se absorbe rápidamente. Al eliminarse la fibra, el sistema digestivo no tiene que descomponer la estructura vegetal antes de que los nutrientes pasen al torrente sanguíneo.

Esto resulta especialmente valioso durante una enfermedad, cuando la digestión puede verse ya afectada. Los jugos se consumen mejor con el estómago vacío. Los jugos de verduras constituyen la base, y la fruta se utiliza con moderación para aportar equilibrio y mejorar el sabor.

Entre las combinaciones habituales que utilizábamos se incluían:

- jugo de zanahoria
- zanahoria y apio
- zanahoria, betabel, manzana verde y limón
- zanahoria, pepino y limón
- zanahoria con verduras de hoja verde, como la col rizada

A menudo se añadían pequeñas cantidades de jengibre y raíz de cúrcuma por sus propiedades antiinflamatorias y antimicrobianas.

Sin embargo, ambos son muy potentes. El jengibre puede resultar extremadamente picante cuando se exprime, y la

cúrcuma puede dominar fácilmente el sabor si se utiliza en
exceso.
El equilibrio es fundamental.

Hidratación inteligente

La hidratación debe comenzar a primera hora del día.
Un vaso de agua a temperatura ambiente al despertarse
prepara el sistema digestivo y favorece la circulación. A
muchas personas les resulta beneficioso añadir zumo de
limón fresco, vinagre de manzana o una pizca de sal rica
en minerales para ayudar a restablecer el equilibrio
electrolítico.

Los sistemas modernos de filtración eliminan las
sustancias nocivas del agua, pero a menudo también
eliminan los minerales beneficiosos.
Añadir una pequeña cantidad de sal mineral natural
puede ayudar a restablecer este equilibrio. Beber más agua
no siempre es mejor.
El consumo excesivo de agua desmineralizada puede
diluir los electrolitos y reducir la hidratación celular.
El equilibrio es importante.
¿Inflamación o nutrición?
Cada comida provoca una reacción en el organismo.
Algunos alimentos calman los tejidos, mejoran la
circulación y reducen la inflamación. Otros provocan
irritación, congestión y estrés metabólico.

Entre los alimentos que suelen aumentar la carga
inflamatoria se encuentran:

- alimentos ultraprocesados
- exceso de grasas animales
- carnes procesadas
- aditivos y conservantes artificiales
- alimentos muy fritos
- aceites vegetales refinados

Por otra parte, muchos alimentos contribuyen activamente
a los procesos antiinflamatorios:

- verduras frescas y de hoja verde
- tubérculos como zanahorias, betabel, boniato y nabos
- hierbas y especias como jengibre, cúrcuma, comino, ajo
y canela
- bayas y frutas de colores intensos
- frutos secos y semillas crudas
- hierbas frescas

Estos alimentos contienen antioxidantes y fitonutrientes
que ayudan a calmar las vías inflamatorias y favorecen la
reparación celular.

Una dieta curativa no se define únicamente por los
nutrientes, sino también por cómo se siente el cuerpo
después de comer. Cuando la comida deja al cuerpo, de
forma sistemática, más despejado, más ligero y más
estable, se está dando un proceso de sanación.

La comida como información biológica

La comida es más que un simple combustible.

Cada comida interactúa con el sistema inmunitario, las hormonas, el sistema nervioso y el metabolismo. Influye en la inflamación, la regulación del azúcar en sangre, la producción de energía e incluso en la estabilidad emocional.

La comida es una instrucción biológica.

Lo que comemos le enseña al cuerpo cómo responder.

La sanación no requiere perfección. Requiere orientación, paciencia y repetición.

Una desviación ocasional no anula el progreso. El desprecio crónico sí lo hace.

Las pequeñas decisiones constantes generan un cambio profundo.

El cuerpo responde a lo que hacemos con mayor frecuencia, no a lo que hacemos de vez en cuando.

Capítulo 19 — Nutrición terapéutica en situaciones de crisis

El día solo tiene un número limitado de horas y el cuerpo, un espacio limitado.

Durante una crisis de salud grave, la nutrición debe ser planificada. Cada comida, cada bebida y cada suplemento deben tener un propósito.

El objetivo no es simplemente comer más o ganar peso. El objetivo es modificar el entorno interno del cuerpo.

Durante la enfermedad de Manuel, me guié por tres objetivos a la hora de tomar cada decisión sobre lo que consumía:

* eliminar lo que sobrecarga el organismo
* inundar el organismo de nutrientes
* introducir sustancias que ayuden a eliminar lo nocivo

La nutrición curativa debe cumplir estos tres requisitos.

Al mismo tiempo, las calorías siguen siendo importantes. Un organismo que lucha contra una enfermedad necesita energía. Pero esas calorías deben proceder de alimentos que favorezcan la recuperación, en lugar de sobrecargar los sistemas de desintoxicación. El diseño de la dieta de Manuel exigió un equilibrio constante entre la nutrición, la depuración y los alimentos terapéuticos estratégicos.

Espárragos

Los espárragos se convirtieron en uno de los alimentos que utilicé de forma muy deliberada.

Son conocidos por sus propiedades desintoxicantes y antiparasitarias, y se han utilizado desde hace mucho tiempo en la nutrición de apoyo para el cáncer. Además, favorecen la función renal y la eliminación de toxinas. Los espárragos son una hortaliza muy nutritiva, rica en vitaminas A, C, E y K, así como en ácido fólico y fibra. Favorece la digestión, la salud cardíaca y la función cognitiva, y actúa como diurético natural que ayuda al organismo a eliminar el exceso de líquidos y toxinas.

Los espárragos también son una fuente de glutatión, uno de los antioxidantes más importantes del organismo. El glutatión ayuda a reducir la inflamación y protege a las células del daño oxidativo.

Más allá de simplemente servirlos con las comidas, los preparé en una forma más concentrada.

Cocí ligeramente los espárragos en agua, los trituré hasta obtener un puré homogéneo y lo guardé en un tarro de cristal en el refri. Manuel tomaba una cucharada tres veces al día antes de las comidas.

Era sencillo, pero consistente.

Aloe Vera

El aloe vera suele denominarse «planta milagrosa» debido a su composición extraordinariamente rica. Contiene más de setenta compuestos activos, entre los que se incluyen vitaminas, minerales, enzimas, aminoácidos y polisacáridos vegetales beneficiosos.

Uno de los compuestos más importantes del aloe es el acemanano, que favorece la función inmunitaria y la comunicación celular.

El aloe es ampliamente conocido por su capacidad para favorecer la cicatrización en el organismo, especialmente en el tracto digestivo y la piel. Ayuda a calmar la inflamación, protege el revestimiento intestinal y posee propiedades antibacterianas y antifúngicas naturales. Para el tratamiento interno, utilizamos Stockton Aloe, una marca de alta calidad conocida por conservar la actividad natural de la planta.

Empezó poco a poco, con solo 30 ml tres veces al día, pero luego pasó a 120 ml. Creo que lo ideal son 240 ml, pero no es fácil de tolerar, así que no insistimos. Notó una mejora clara en la digestión, sobre todo durante la quimioterapia. La quimioterapia daña el intestino, y cualquier cosa que se pueda encontrar para aliviarlo es una ventaja.

Amla

El amla, también conocido como grosella espinosa india, se consume habitualmente en forma de polvo deshidratado y suele añadirse a batidos o bebidas. Es una de las fuentes naturales más ricas en vitamina C y se considera un potente alimento antioxidante. El amla refuerza la función inmunitaria, ayuda a proteger las células del estrés oxidativo y contribuye a la vitalidad general. Debido a su

alta densidad nutricional, se considera ampliamente un superalimento tradicional en la medicina ayurvédica.
Pasta de limón y ajo

Otro remedio que preparé fue una mezcla de **limones y ajo**.
No era agradable —lo confieso abiertamente— pero resultaba muy eficaz. Se lavan bien los limones ecológicos y se trituran enteros, con la cáscara y las semillas. Se añaden varios dientes de ajo a la mezcla y
se tritura todo hasta obtener una pasta.
La mezcla se guardó en un recipiente de cristal en el refrigerador.
Se tomaba una cucharada dos o tres veces al día y se tragaba rápidamente, seguida de agua. El limón favorece la desintoxicación y el equilibrio mineral, mientras que el ajo es conocido desde hace tiempo por sus propiedades antimicrobianas y de refuerzo del sistema inmunitario.
Juntos creaban una combinación depurativa muy potente.

Semillas de albaricoque y **vitamina B17**

Las semillas de albaricoque son conocidas por contener compuestos a los que a menudo se hace referencia como vitamina B17.

Estos compuestos han sido objeto de debate durante décadas en la investigación alternativa sobre el cáncer. Aunque son controvertidos en la medicina convencional, muchos profesionales siguen utilizándolos con cautela como parte de protocolos de apoyo. Las semillas de albaricoque son extremadamente amargas y deben introducirse de forma gradual.

Manuel comenzó con tres semillas al día y fue aumentando gradualmente su consumo con el tiempo. Con el tiempo llegó a consumir hasta veinte semillas al día, repartidas entre la mañana y la noche. Al principio no resultaban agradables, pero, como ocurre con muchas cosas en el ámbito de la salud, el cuerpo acaba adaptándose.

Moringa y hierba de trigo

Ciertas plantas tienen una concentración extraordinariamente alta de nutrientes y se han utilizado en la nutrición terapéutica desde hace generaciones. Dos de las que hemos incorporado son la moringa y el hierba de trigo.
La hierba de trigo es una planta con un alto contenido nutricional a la que a menudo se denomina «superalimento». Contiene clorofila, vitaminas A, C y E, hierro, magnesio, aminoácidos y muchas enzimas importantes. La hierba de trigo favorece la desintoxicación. El jugo de hierba de trigo suele tomarse en forma de shot concentrado. A mucha gente le resulta muy intenso el sabor, y Manuel no fue una excepción.
Para algunas personas, resulta más fácil de tolerar cuando se añade a batidos que si se toma sola.
Las hojas de moringa son conocidas por contener una amplia variedad de vitaminas, minerales y antioxidantes.

En muchas partes del mundo se consideran una de las
plantas con mayor densidad nutricional que existen. Existe
incluso una teoría según la cual, en condiciones extremas,
una persona podría sobrevivir con cantidades muy
pequeñas de moringa debido a su densidad nutricional,
aunque, por supuesto, no le proporcionaría las calorías
suficientes. Las hojas de moringa contienen altos niveles de
hierro, calcio, proteínas, vitaminas A y E, y numerosos
antioxidantes.

La moringa ayuda a reducir la inflamación, favorece el
equilibrio del azúcar en sangre y contribuye a la salud
metabólica general. También es conocida por favorecer la
función hepática y los procesos de desintoxicación. Debido
a su densidad nutricional, la moringa se utiliza a menudo
como un potente suplemento en momentos en los que el
cuerpo requiere un apoyo adicional. Sin embargo, en un
protocolo de curación, su valor reside en proporcionar
micronutrientes concentrados.

Los jugos como pilar diario

El jugo de verduras frescas se convirtió en uno de los
pilares fundamentales de la alimentación de Manuel.
La preparación de jugos permite que el organismo absorba
rápidamente grandes cantidades de vitaminas, minerales,
enzimas y fitonutrientes sin sobrecargar el sistema
digestivo. El jugo de zanahoria fue la base principal.

Jugo de zanahoria

El jugo de zanahoria fresco se convirtió en uno de los pilares de la alimentación diaria de Manuel.

Las zanahorias son ricas en carotenoides, entre los que se incluyen el betacaroteno, el alfacaroteno, la luteína y la zeaxantina. Estos compuestos actúan como antioxidantes y ayudan a proteger las células del daño oxidativo. Las zanahorias también contienen compuestos vegetales únicos denominados poliacetilenos, conocidos por sus propiedades antiinflamatorias. El consumo regular de jugo de zanahoria ayuda a reforzar el sistema inmunitario, nutre el organismo con vitaminas y minerales, y aporta nutrientes de fácil absorción en momentos en los que la digestión se ve comprometida. Las zanahorias contienen numerosos compuestos beneficiosos y se han utilizado ampliamente en la nutrición de apoyo para pacientes con cáncer. Con el tiempo, Manuel bebió tanto jugo de zanahoria que incluso su piel, naturalmente más oscura, adquirió un ligero tono anaranjado. Esto es completamente normal cuando se consumen grandes cantidades de jugo de zanahoria de forma constante.

Aceite de semilla negra

El aceite de semilla negra es otro remedio tradicional utilizado en numerosas culturas.
El aceite de semilla negra procede de las semillas de la Nigella sativa, también conocida como comino negro. Contiene más de cien compuestos activos y se utiliza desde hace mucho tiempo en la medicina tradicional por sus

propiedades inmunoestimulantes y antimicrobianas. El
aceite de semilla negra es conocido por su potente
actividad antifúngica y antiparasitaria, y se utiliza a
menudo para ayudar al organismo a combatir las
infecciones.
Su sabor es extremadamente fuerte.

Manuel lo describió una vez diciendo que sabía a líquido
de frenos que se le había salpicado en la boca mientras
trabajaba en un coche. Esa descripción se me quedó
grabada. Él lo tomaba en forma líquida, lo que se considera
la forma más potente de consumirlo. Yo, personalmente,
no pude soportar el sabor tras escuchar su comparación y
opté por tomarlo en cápsulas.

Cúrcuma

La cúrcuma es una raíz con potentes propiedades
antiinflamatorias que se utiliza ampliamente tanto en la
medicina tradicional como en la nutrición moderna. Su
principal compuesto activo, la curcumina, ayuda a regular
la inflamación y favorece el equilibrio inmunológico. La
cúrcuma también contribuye a una circulación saludable y
a la protección celular.

Incorporamos la cúrcuma a la cocina diaria siempre que
era posible —en sopas, platos de arroz, legumbres y
muchas otras comidas—, convirtiéndola en un elemento
habitual de la dieta.

Boswellia (incienso)

La boswellia, también conocida como incienso, es una
resina que se utiliza tradicionalmente por sus potentes
propiedades antiinflamatorias. Favorece la función
inmunitaria, la salud de las articulaciones y el equilibrio
inflamatorio del organismo.
Los suplementos de boswellia suelen combinarse con la
cúrcuma, ya que ambos compuestos se complementan
muy bien.
También utilizamos aceite esencial de incienso, colocando
una pequeña gota debajo de la lengua o en el paladar.
Aunque tiene un aroma intenso, su sabor es
sorprendentemente agradable y formaba parte de nuestra
rutina diaria.

Propóleo

El propóleo es una sustancia similar a la resina que
producen las abejas para proteger sus colmenas de las
infecciones. Contiene una rica combinación de flavonoides,
ácidos fenólicos, terpenos, vitaminas y minerales, lo que le
confiere potentes propiedades antimicrobianas y
antioxidantes.
El propóleo refuerza la función inmunitaria y ayuda al
organismo a defenderse de bacterias, virus y hongos.
También es conocido por sus efectos antiinflamatorios y se
utiliza a menudo para favorecer la salud respiratoria y la
cicatrización de la piel.

Tés terapéuticos

Los tés ofrecían una forma más suave de introducir hierbas medicinales en el organismo sin crear la sensación de estar ingiriendo un sinfín de suplementos.
Anteriormente describí cómo combiné varias hierbas en lo que llamábamos nuestro Té Curativo.
Hierbas como la salvia, la ortiga, la raíz de bardana, el diente de león, el trébol rojo, la uña de gato, la manzanilla, la menta y la seda de maíz aportaban propiedades antiinflamatorias, desintoxicantes y de apoyo al sistema inmunitario.
Beber estos tés a diario generaba un flujo constante de compuestos vegetales beneficiosos que entraban en el organismo sin sobrecargar el sistema digestivo.

Mezcla de té curativo —

Beneficios de la salvia
La salvia es una potente hierba medicinal que se utiliza tradicionalmente por sus efectos antimicrobianos y antioxidantes. Refuerza el sistema inmunitario y ayuda a reducir la inflamación en el tracto digestivo y el sistema respiratorio. La salvia también contiene compuestos que ayudan a proteger las células del estrés oxidativo, lo cual cobra especial importancia durante la enfermedad y la recuperación.

Ortiga

La ortiga es una de las plantas más ricas en minerales que existen. Contiene hierro, magnesio, calcio, potasio y numerosos oligoelementos que favorecen la salud de la sangre y la vitalidad general. La ortiga también favorece el funcionamiento renal, ayuda a depurar la sangre y es conocida por sus propiedades antiinflamatorias.

Raíz de bardana

La raíz de bardana se utiliza desde hace mucho tiempo en la medicina herbal como un potente purificador de la sangre y una hierba desintoxicante. Favorece el funcionamiento del hígado, promueve la eliminación de toxinas a través de la piel y los riñones, y contiene antioxidantes que ayudan a reducir la inflamación en el organismo. La bardana también se incluye habitualmente en fórmulas herbales tradicionales de apoyo en el tratamiento del cáncer.

Diente de león

A menudo descartado como una simple mala hierba, el diente de león es en realidad una potente planta medicinal. Tanto la raíz como las hojas favorecen la desintoxicación del hígado y la producción de bilis, lo que ayuda al organismo a procesar y eliminar las toxinas de forma más

eficaz. El diente de león también favorece la digestión y
aporta minerales importantes.

Trébol rojo

El trébol rojo se ha utilizado tradicionalmente para
favorecer la circulación linfática y la depuración de la
sangre. Contiene compuestos vegetales naturales
denominados isoflavonas, que poseen propiedades
antioxidantes. Los herbolarios suelen incluir el trébol rojo
en fórmulas diseñadas para favorecer la desintoxicación y
el equilibrio inmunológico.

Uña de gato

La uña de gato es una enredadera de la selva tropical
conocida por sus propiedades inmunomoduladoras.
Refuerza los mecanismos de defensa naturales del
organismo y ha sido objeto de estudios por sus efectos
antiinflamatorios y antioxidantes. Muchos profesionales la
incluyen en protocolos diseñados para reforzar el sistema
inmunitario durante las enfermedades crónicas.

Pelos de maíz

El cabello de maíz —las delicadas fibras que se encuentran
en el interior de las hojas del maíz— tiene propiedades
medicinales sorprendentes. Favorece la salud de los
riñones y del tracto urinario y actúa como un diurético
suave, ayudando al organismo a eliminar el exceso de

líquidos y toxinas. Además, posee propiedades
antiinflamatorias calmantes.

Manzanilla

La manzanilla es bien conocida por sus efectos calmantes
sobre el sistema nervioso. Durante la enfermedad y el
estrés, ayuda a promover la relajación y favorece un mejor
sueño. También alivia el tracto digestivo y reduce la
inflamación, lo que la hace especialmente útil para las
personas que padecen sensibilidad digestiva.

Menta

La menta favorece la digestión al relajar los músculos del
tracto digestivo y mejorar el flujo biliar. Ayuda a aliviar la
hinchazón, las náuseas y las molestias estomacales.
Además, su sabor refrescante hace que la mezcla de té
resulte mucho más
agradable de tomar a diario.

Cómo usamos el té

Mezclé estas hierbas en proporciones que me parecieron
equilibradas y las preparé como infusión para tomar a
diario. Tanto Manuel como yo la tomábamos con
regularidad. Se convirtió en una de las formas más
sencillas y agradables de cuidar el organismo sin sentir
que estábamos tomando suplementos constantemente.

Las infusiones de hierbas pueden parecer sencillas, pero
cuando se consumen de forma constante pueden
proporcionar un aporte continuo de compuestos vegetales
beneficiosos que favorecen la desintoxicación, la
circulación y la salud inmunológica.

Té Essiac

Hay un té que merece una mención especial: el té Essiac.
El Essiac es una conocida fórmula a base de hierbas que se
utiliza tradicionalmente como tratamiento complementario
contra el cáncer. Contiene una combinación específica de
hierbas diseñada para favorecer la desintoxicación y la
función inmunitaria.
La preparación del Essiac requiere paciencia. Las hierbas
deben cocerse a fuego lento durante un periodo de tiempo
específico, dejarse reposar durante muchas horas, y luego
colarse y almacenarse. Por lo general, se prepara en
grandes cantidades y se consume en porciones medidas a
lo largo del día. Para nosotros, se convirtió en otra parte
constante de la rutina. La sanación rara vez proviene de un
único remedio milagroso. Con mayor frecuencia, proviene
de muchas pequeñas acciones repetidas de manera
constante a lo largo del tiempo.

Reconstitución de la microbiota intestinal

La quimioterapia, los antibióticos, el estrés y las
enfermedades pueden alterar gravemente la microbiota
intestinal.

El tracto digestivo alberga billones de microorganismos que ayudan a regular el sistema inmunitario, la digestión, la inflamación y la absorción de nutrientes.

Cuando este ecosistema se desequilibra, la digestión se ve afectada y la función inmunitaria puede debilitarse. Recuperar el microbioma se convirtió en otro pilar de nuestra estrategia.

Además de los alimentos fermentados, empecé a preparar yogur casero utilizando cultivos bacterianos cuidadosamente seleccionados.

Estas bacterias beneficiosas ayudaron a restablecer el equilibrio microbiano y mejoraron el bienestar digestivo tras las sesiones de quimioterapia.

Cuidar la salud intestinal significaba cuidar el sistema inmunitario.

Vitamina C intravenosa

La administración intravenosa de altas dosis de vitamina C lleva esta vitamina directamente al torrente sanguíneo, lo que permite alcanzar concentraciones mucho más elevadas que con los suplementos orales.

La vitamina C desempeña un papel fundamental en la función inmunitaria, la producción de colágeno y la protección antioxidante. En dosis elevadas, ayuda a reducir la inflamación, protege a las células del estrés oxidativo y refuerza el organismo durante los periodos de enfermedad.

Muchas personas refieren una mejora en los niveles de energía, la claridad mental y el bienestar general tras la

terapia intravenosa con vitamina C. También se ha
utilizado ampliamente como tratamiento de apoyo durante
el tratamiento del cáncer para ayudar a reducir la fatiga y
mejorar la calidad de vida.

Sanando juntos

Mientras Manuel seguía el protocolo al pie de la letra, yo
hacía muchas de esas cosas junto a él.

No con la misma intensidad —yo seguía cuidando de los
niños, ocupándome de la casa y haciendo frente a un sinfín
de responsabilidades—, pero participaba en lo que podía.

En parte porque creía en sus beneficios.

Y en parte porque comprendía algo más.

Si las enfermedades se ven influidas por infecciones,
parásitos, toxinas y estrés inmunológico, entonces el
entorno que rodea al paciente también es importante.

Y el estrés en sí mismo es poderoso.

El nivel de estrés que soporté durante esos meses fue
enorme. Cuidar de mi propio cuerpo no era solo una
cuestión de salud, sino de supervivencia.

La recuperación se convirtió en algo que llevábamos a cabo
juntos.

Capítulo 20 — Parásitos, terreno interno y cargas ocultas

Cuando la gente piensa en las enfermedades, suele buscar una única causa.

Un virus.

Una mutación genética. Una bacteria.

Pero el organismo rara vez funciona a partir de causas aisladas. Las enfermedades crónicas casi siempre se desarrollan a raíz de una combinación de factores estresantes —lo que antes describí como una «tormenta perfecta»—.

Las toxinas, las infecciones, el estrés crónico, las deficiencias nutricionales, la exposición ambiental, la tensión emocional y el agotamiento inmunológico interactúan entre sí. Con el tiempo, alteran el entorno interno del organismo.

Comprender ese terreno se convirtió en una parte importante de la estrategia que seguimos durante la enfermedad de Manuel.

La contaminación interna va más allá de las toxinas

Cuando la gente oye la palabra «contaminación», suele pensar en sustancias químicas en el aire, agua contaminada, pesticidas o metales pesados.

Se trata de preocupaciones reales e importantes. Pero la
contaminación interna va más allá de la exposición a
sustancias químicas.

El cuerpo también acumula estrés emocional no procesado,
experiencias sin resolver, preocupaciones crónicas y la
estimulación constante de la vida moderna. Estas cargas
invisibles afectan al sistema nervioso, a la función
inmunitaria, al equilibrio hormonal y a los procesos
digestivos.

El cuerpo no distingue claramente entre los estímulos
físicos y los emocionales. Lo que no se procesa se acumula,
y lo que se acumula acaba afectando al funcionamiento del
organismo.

Con el tiempo, estas cargas acumuladas debilitan las vías
de desintoxicación y crean las condiciones para que las
enfermedades se desarrollen con mayor facilidad.

Una presencia silenciosa

En la medicina moderna, rara vez se habla de los parásitos,
a menos que provoquen síntomas graves. Sin embargo,
muchos organismos viven discretamente en el organismo,
consumiendo recursos, irritando los tejidos e interfiriendo
en el funcionamiento normal del sistema digestivo e
inmunológico.

Una sola hembra de lombriz intestinal, por ejemplo, puede
poner cientos de miles de huevos en un breve periodo de

tiempo. Una vez que las condiciones se vuelven favorables, las poblaciones pueden expandirse rápidamente.

Las temperaturas de cocción pueden destruir los parásitos vivos, pero los huevos pueden ser mucho más resistentes. Cuando se ingieren, pueden permanecer inactivos durante años —a veces décadas— a la espera de que se den las condiciones internas adecuadas para activarse.

Estrés y activación del sistema inmunitario
El sistema inmune desempeña un papel crucial a la hora de mantener bajo control la actividad parasitaria. Mientras la función inmunitaria se mantenga fuerte y el entorno interno permanezca equilibrado, muchos organismos

permanecen inactivos. Sin embargo, cuando la inmunidad se ve comprometida —ya sea por estrés crónico, sobrecarga emocional, enfermedad, agotamiento o uso de antibióticos—, los organismos latentes pueden activarse.

En tales casos, la infestación no se debe necesariamente a una nueva exposición, sino a que el estado interno del organismo ha cambiado. Esto ayuda a explicar por qué los síntomas pueden aparecer a veces de forma repentina, sin una causa externa evidente.

Los antibióticos y el desequilibrio microbiano

Los antibióticos pueden salvar vidas y, en ocasiones, son necesarios. Sin embargo, no distinguen entre organismos nocivos y beneficiosos. Su uso altera la flora intestinal protectora, debilitando uno de los sistemas de defensa más importantes del organismo.

En este entorno alterado, los parásitos, las levaduras y las bacterias patógenas pueden aprovechar la oportunidad para proliferar. El equilibrio no se restablece automáticamente una vez suspendida la medicación. El ecosistema digestivo suele requerir una reconstrucción deliberada mediante la dieta, los probióticos y los protocolos de limpieza.

Cómo entran los parásitos en el organismo
Los parásitos están presentes en todo el entorno y pueden entrar en el organismo por diversas vías:
- alimentos mal lavados o poco cocinados
- agua contaminada
- partículas y polvo en el aire
- exposición al suelo
- insectos y animales
- mascotas domésticas
- superficies compartidas y contacto cercano
- viajes y exposición ambiental

Las medidas de higiene modernas reducen estas vías de transmisión, pero no las eliminan.

Donde prosperan los parásitos

Aproximadamente el noventa por ciento de los parásitos que afectan a los seres humanos se encuentran en el tracto gastrointestinal, especialmente en el intestino delgado, donde abundan los nutrientes. Otros pueden habitar en diversos tejidos, como el hígado, los pulmones, los músculos, las articulaciones, la sangre, la piel e incluso el sistema nervioso.

Prosperan en entornos que son:

* tóxicos
* inflamados
* con desequilibrios nutricionales
* con el sistema inmune debilitado

En otras palabras, prosperan cuando el entorno interno se ve comprometido.

Cómo los parásitos afectan al organismo

Los organismos parásitos pueden afectar al organismo de diversas maneras. Pueden:

* liberar residuos metabólicos y toxinas en el torrente sanguíneo
* dañar el revestimiento intestinal y los tejidos digestivos
* provocar respuestas inflamatorias y alérgicas
* consumir vitaminas, minerales, enzimas y nutrientes
* debilitar las defensas inmunitarias

Los resultados pueden manifestarse de muchas formas diferentes: fatiga, trastornos digestivos, problemas cutáneos, alergias, desequilibrios del estado de ánimo,

deficiencias nutricionales, antojos y afecciones
inflamatorias crónicas.

A menudo, estos síntomas se tratan de forma aislada, sin
abordar el desequilibrio subyacente que ha permitido que
los organismos proliferen.

Los parásitos y la cuestión del cáncer

Durante mis años de estudio de la medicina holística, me
encontré con numerosas teorías sobre la relación entre las
infecciones, los parásitos y el cáncer.

Una de las voces más controvertidas en este ámbito fue la
de Hulda Clark. Tras años de investigación microscópica,
propuso que muchos tumores contenían organismos
parásitos y que la eliminación de estos organismos podía
influir en el desarrollo de la enfermedad.

Independientemente de si se está totalmente de acuerdo
con sus conclusiones o no, su trabajo planteó una cuestión
importante:
¿Qué papel desempeñan las infecciones ocultas y los
entornos tóxicos en las enfermedades crónicas?
Numerosos microorganismos que suelen encontrarse en el
ser humano se han relacionado en diversos estudios con
daños tisulares a largo plazo y un mayor riesgo de cáncer.
Entre los ejemplos se incluyen:

• Helicobacter pylori, asociado a úlceras de estómago y
a ciertos tipos de cáncer gástrico

• El virus de Epstein-Barr, que afecta a las células
inmunitarias y se ha relacionado con varios tipos de cáncer
   ◦ los virus del herpes, que permanecen latentes en
muchas personas y pueden reactivarse durante un
episodio de estrés inmunológico
   ◦ la proliferación fúngica, como la de la Candida

Estos organismos son sorprendentemente comunes.
De hecho, muchas pruebas no determinan si una persona
ha estado expuesta, sino que miden los niveles de
anticuerpos para determinar si el organismo está activo o
latente.
Esto plantea una cuestión importante.
Si muchas personas son portadoras de estos organismos,
¿por qué algunas desarrollan la enfermedad mientras que
otras se mantienen sanas?
La respuesta suele recaer en el terreno.
La fortaleza inmunológica, la capacidad de
desintoxicación, el estado nutricional y el equilibrio
interno general determinan cómo responde el organismo.
Dos personas pueden estar expuestas a la misma toxina o
microorganismo, pero sus organismos reaccionan de forma
muy diferente.

La pregunta que me inquietaba

Durante años barajé la posibilidad de que los tumores
pudieran contener componentes parasitarios. Si eso fuera
cierto, la estrategia sería sencilla: eliminar los parásitos y
depurar el organismo.

Pero la enfermedad de Manuel planteaba un rompecabezas diferente.

Tenía un linfoma, un cáncer de la sangre y del sistema linfático. No había ningún tumor sólido al que atacar. Así pues, la cuestión se volvió mucho más compleja. Si la enfermedad se encontraba en la propia sangre y en el sistema inmunitario, ¿cómo abordábamos ese terreno?

En aquel momento, abordamos el problema desde todos los ángulos posibles -depuración, fortalecimiento del sistema inmune, mejora de la nutrición, reducción de la carga tóxica y apoyo al organismo de todas las formas que pudimos.

Años más tarde, descubrí una investigación realizada por un profesor de la era soviética que estudió el organismo Trichomonas y su posible papel en los trastornos sanguíneos y los cánceres.

El Trichomonas es más conocido por causar infecciones urinarias, pero es extremadamente resistente y capaz de sobrevivir en diferentes tejidos. Se puede transmitir a través del agua, de superficies compartidas e incluso de piscinas, donde el cloro no siempre lo elimina por completo.

Una de las sustancias naturales más sencillas que se conoce desde hace tiempo por inhibir su actividad es algo que la mayoría de la gente no esperaría.

El arándano rojo

Durante muchos años ya había utilizado con éxito el jugo y los extractos de arándano rojo para tratar las infecciones urinarias recurrentes.

Al volver a observar esa relación, recordé con qué frecuencia los remedios naturales sencillos pueden ayudar al organismo de formas que la medicina moderna a veces pasa por alto.
La carga química invisible
Cuando la gente empieza a pensar en la desintoxicación, suele centrarse en la alimentación.
Pero la alimentación es solo una parte de la carga química que soporta el organismo.
La vida moderna nos expone a miles de compuestos sintéticos cada día, muchos de los cuales penetran silenciosamente en el organismo a través de vías que rara vez tenemos en cuenta.
La piel absorbe. Los pulmones absorben.
Incluso el simple contacto doméstico introduce sustancias químicas en el torrente sanguíneo.

El organismo no evalúa estas exposiciones por separado. Todas las sustancias deben procesarse a través de los mismos sistemas de desintoxicación, principalmente el hígado, los riñones, el sistema linfático y el tracto digestivo.

Con el tiempo, la acumulación de estas sustancias aumenta la carga tóxica del organismo y puede contribuir a la inflamación, al estrés inmunológico y al desequilibrio metabólico.

Comprender estas exposiciones ocultas es una parte importante para reducir la carga que soporta el organismo.

Utensilios de cocina y sustancias tóxicas

La cocina debería ser un lugar donde la comida favorezca la salud. Sin embargo, muchos utensilios de cocina habituales introducen sustancias químicas directamente en los platos.

Los utensilios de cocina antiadherentes recubiertos con compuestos como el teflón y otras sustancias químicas PFAS pueden liberar partículas tóxicas al calentarse, especialmente cuando la superficie se raya o se sobrecalienta. Estos compuestos han sido objeto de estudio por su persistencia en el organismo y sus posibles efectos sobre la regulación hormonal, la función inmunitaria y la salud hepática.

Los recipientes de plástico plantean otra preocupación. Al calentarse —especialmente en el microondas— los plásticos pueden liberar sustancias como ftalatos y bisfenoles, sustancias químicas que se sabe que interfieren en la señalización endocrina.

Por este motivo, muchos profesionales recomiendan

preparar los alimentos utilizando materiales más estables, como:

- acero inoxidable
- hierro fundido
- vidrio
- cerámica

Estos materiales no liberan sustancias químicas sintéticas en los alimentos durante la cocción habitual.

Productos de higiene personal

Otra fuente importante de exposición a sustancias químicas son los productos que se aplican directamente sobre el cuerpo.
La piel absorbe gran parte de lo que entra en contacto con ella.
Los cosméticos, las lociones, los desodorantes, los champús y otros productos de higiene personal suelen contener decenas de ingredientes sintéticos destinados a conservar, perfumar o estabilizar el producto.

Entre los aditivos más comunes se encuentran:
  ◦ fragancias sintéticas
  ◦ parabenos
  ◦ ftalatos
  ◦ conservantes que liberan formaldehído
  ◦ derivados del petróleo

Muchos de estos compuestos se desarrollaron pensando en
la estabilidad de almacenamiento más que en la
compatibilidad biológica.

Dado que estos productos se aplican a diario, las pequeñas
exposiciones se acumulan con el tiempo. La piel se
convierte en otra vía por la que las sustancias químicas
penetran en el torrente sanguíneo.

El mismo principio se aplica a los productos para las uñas,
los tintes para el cabello y ciertos tratamientos de salón,
muchos de los cuales liberan vapores que se inhalan y se
absorben a través de la piel.

Exposición atmosférica y por inhalación

Los pulmones constituyen una de las superficies de
absorción más eficaces del organismo.
Todo lo que se inhala pasa rápidamente al torrente
sanguíneo.
Los productos de uso doméstico suelen liberar compuestos
volátiles al aire interior.

Algunos ejemplos son:

- ambientadores
- velas perfumadas
- aerosoles
- productos de limpieza
- fragancias sintéticas

Estos productos pueden desprender aromas agradables, pero a menudo liberan mezclas químicas que el organismo debe eliminar.

Incluso las pequeñas exposiciones que se repiten a diario contribuyen a la carga tóxica acumulada en el organismo.
Por qué es importante reducir la carga tóxica
Cuando las toxinas se acumulan en el organismo, no solo suponen una carga para los órganos encargados de la desintoxicación.

Cambian el terreno.

El entorno interno del organismo —el equilibrio de minerales, los niveles de oxígeno, la fortaleza inmunológica, el equilibrio microbiano y la eficacia de la eliminación— determina qué tipos de organismos pueden sobrevivir y prosperar en nuestro interior.

En un entorno limpio y que funcione correctamente, el organismo mantiene a raya a la mayoría de los microorganismos.
Pero cuando el terreno se sobrecarga —por exposición a sustancias químicas, mala alimentación, estrés crónico, infecciones y congestión metabólica—, el equilibrio se altera.

Aumenta la inflamación.

El suministro de oxígeno puede disminuir. Las defensas
inmunitarias se debilitan.
Los residuos comienzan a acumularse en los tejidos.

Estas condiciones crean un entorno propicio para que
prosperen los organismos oportunistas.
El cuerpo cuenta con unos sistemas de desintoxicación
extraordinarios diseñados para protegernos.

El hígado transforma las toxinas en sustancias que pueden
eliminarse. Los riñones filtran la sangre.
El sistema linfático elimina los residuos de los tejidos. El
sistema digestivo expulsa las toxinas del cuerpo. Los
pulmones eliminan los residuos volátiles a través de la
respiración.
Pero estos sistemas tienen sus límites.

Cuando la carga que recibe el organismo supera su
capacidad para procesarla, las toxinas comienzan a
acumularse.
Sanar no solo consiste en lo que aportamos al organismo
—nutrición, suplementos, tratamientos—.

También consiste en lo que eliminamos.

Capítulo 21 — Estrategia de suplementos y rotaciones

Tan pronto como recibimos la llamada que confirmaba que estaba ocurriendo algo grave, la conmoción duró solo unos instantes antes de que pasáramos a la acción. Nos pusimos manos a la obra de inmediato, haciendo lo que sabía hacer. Sabiendo que muchas enfermedades crónicas están asociadas a la toxicidad, el desequilibrio microbiano y la carga parasitaria, decidí empezar por lo que ya conocía bien de mi práctica: la depuración y el apoyo antibacteriano.

El objetivo en esa fase era sencillo: aplicar todas las medidas razonables al problema mientras seguíamos a la espera de información médica más precisa.

Reducción de la carga microbiana (Apoyo contra los parásitos)

El primer tratamiento que iniciamos fue la desparasitación de Hulda Clark, que incluye tres hierbas:

- Cáscara de nuez negra
- Ajenjo
- Clavo

Estas hierbas se utilizan tradicionalmente en combinación porque actúan sobre diferentes etapas del ciclo de vida del parásito.

La cáscara de nuez negra ayuda a combatir los organismos adultos, el ajenjo favorece la eliminación de los parásitos

intestinales y el clavo actúa sobre los huevos de los
parásitos que, de otro modo, podrían sobrevivir y volver a
eclosionar.

Elegí específicamente el protocolo de Hulda Clark porque
confiaba en la integridad de su trabajo. La había conocido
personalmente y había seguido sus investigaciones
durante muchos años. Según mi experiencia, la calidad de
sus fórmulas era muy superior a la de la mayoría de las
mezclas comerciales.

Muchas empresas de suplementos combinan estas hierbas
en una sola cápsula. Aunque resulta cómodo, este enfoque
a menudo reduce la potencia y la flexibilidad de la
dosificación. En la práctica, estas hierbas funcionan mejor
cuando se toman por separado y de acuerdo con un
protocolo estructurado.

Apoyo antimicrobiano adicional

Además del protocolo antiparasitario, incorporé varios
compuestos naturales conocidos por su actividad
antimicrobiana.

Extracto de semillas de pomelo

El extracto de semillas de pomelo posee potentes
propiedades antifúngicas y antibacterianas, y se utiliza a
menudo para ayudar a controlar el crecimiento excesivo de
levaduras y microorganismos en el tracto digestivo.
Arándano rojo y D-manosa

El arándano rojo y la D-manosa se utilizan ampliamente
para cuidar la salud del tracto urinario. Ayudan a evitar
que las bacterias nocivas se adhieran a las paredes del
tracto urinario y favorecen la capacidad del organismo
para eliminarlas.

En esa fase, el diagnóstico aún no se había confirmado.
Tampoco había tenido conocimiento aún de
investigaciones posteriores que sugerían que ciertas
infecciones podrían influir en los cánceres de la sangre.
En retrospectiva, agradezco que el arándano rojo y la D-
manosa formaran parte del protocolo inicial, ya que se
sabe que también ayudan al organismo a combatir las
infecciones por Trichomonas, que, según algunos
investigadores, podrían contribuir a la aparición de
afecciones inflamatorias y cánceres de la sangre.

Ajuste de la estrategia durante la quimioterapia

Una vez que Manuel ingresó en el hospital y comenzó la
quimioterapia, mi enfoque cambió.

En esa etapa, los parásitos ya no eran mi principal
preocupación. La quimioterapia está diseñada para
destruir las células que se dividen rápidamente, y no
distingue entre células dañinas y beneficiosas.

En otras palabras, destruye una gran cantidad de todo.
El reto durante la quimioterapia no es solo sobrevivir al
tratamiento, sino ayudar al cuerpo a recuperarse después.
Las células sanas deben reconstruirse. El sistema inmune
debe recuperarse. El sistema digestivo y la microbiota
deben restablecerse.

Aquí es donde la nutrición, los jugos y los suplementos específicos se volvieron esenciales.

Apoyo nutricional y celular fundamental

Vitamina C liposomal

Las dosis elevadas de vitamina C son ampliamente conocidas por sus propiedades antioxidantes y su capacidad para reforzar la función inmunitaria. Aunque Manuel recibía vitamina C por vía intravenosa una vez a la semana, también tomaba vitamina C liposomal a diario, normalmente en dosis varias veces superiores a las recomendaciones habituales. La administración liposomal mejora la absorción y permite que la vitamina C circule por el torrente sanguíneo de forma más eficaz que muchos suplementos orales tradicionales.

Selenio

El selenio es un oligoelemento esencial que desempeña un papel fundamental en la defensa antioxidante y la regulación inmune. Favorece la acción de las enzimas implicadas en la protección de las células frente al estrés oxidativo y contribuye al funcionamiento de la tiroides y al equilibrio metabólico.

Vitamina D con K2

La vitamina D desempeña un papel importante en la regulación del sistema inmune, la salud ósea y el control de la inflamación. Dado que la vitamina D actúa en estrecha relación con el metabolismo del calcio, a menudo se combina con la vitamina K2, que ayuda a dirigir el calcio hacia los huesos en lugar de hacia los tejidos blandos. Juntas, favorecen la función inmunitaria y la salud metabólica general.

Bosmeric-SR (Boswellia + Curcumin)

Bosmeric-SR es una combinación de boswellia (incienso) y curcumina (extracto de cúrcuma). Ambos compuestos son ampliamente conocidos por sus potentes efectos antiinflamatorios. Favorecen la salud de las articulaciones, el equilibrio inmunitario y
la protección celular. Esta combinación proporciona un efecto antiinflamatorio más potente que cualquiera de los compuestos por separado.

Enzimas proteolíticas

Las enzimas proteolíticas descomponen las proteínas. A diferencia de las enzimas digestivas, que se toman con las comidas, las enzimas proteolíticas se toman con el estómago vacío. En ese entorno, circulan por el torrente sanguíneo y ayudan a descomponer las proteínas inflamatorias y los residuos celulares. Se utilizan a menudo en protocolos diseñados para reforzar la función inmunitaria y reducir la inflamación.

Probióticos

Dado que la quimioterapia y los antibióticos pueden
alterar gravemente la microbiota intestinal, los probióticos
se han convertido en esenciales. Las bacterias intestinales
saludables desempeñan un papel crucial en la digestión, la
función inmunitaria y la absorción de nutrientes. La
reconstrucción de la microbiota fue una parte fundamental
para restablecer la salud general.

IP-6 (hexafosfato de inositol)

El IP-6 es un compuesto natural presente en muchos
alimentos vegetales, especialmente en cereales y semillas.
Se utiliza a menudo como suplemento para favorecer la
función del sistema inmunitario, la salud celular y la
protección antioxidante.

Fracción D del maitake

Las setas maitake contienen compuestos que favorecen la
actividad inmunitaria.
El extracto de fracción D es una forma concentrada de
estos compuestos y se utiliza habitualmente para favorecer
el equilibrio del sistema inmune.
Manuel solía tomar alrededor de veinte gotas tres veces al
día.

Berberina

La berberina es un compuesto vegetal presente en varias
hierbas medicinales. Favorece la regulación de los niveles
de azúcar en sangre, la salud intestinal y el equilibrio
antimicrobiano. También se utiliza habitualmente en
protocolos destinados a tratar la proliferación microbiana.

Quercetina

La quercetina es un flavonoide vegetal presente en muchas
frutas y verduras. Actúa como un potente antioxidante y
ayuda a regular la inflamación y la respuesta inmunitaria.
La quercetina también favorece la salud respiratoria y la
protección celular.

Rotación y equilibrio

En todo momento, Manuel tomaba aproximadamente diez
suplementos, que yo iba alternando cada dos semanas con
otro grupo de suplementos.
El objetivo de esta rotación era evitar sobrecargar el
organismo y mantener la eficacia. Cuando se utilizan los
mismos compuestos de forma continuada, el cuerpo puede
adaptarse y su efecto puede disminuir.
Al alternar los suplementos, logramos proporcionar un
apoyo integral sin una carga excesiva.
Sanar rara vez se debe a un único compuesto milagroso.
Con mayor frecuencia, es el resultado de muchas pequeñas
acciones que actúan conjuntamente a lo largo del tiempo.

Capítulo 22 — El sistema nervioso, las emociones y la capacidad de sanación del cuerpo

Desde el principio, abordé la enfermedad de Manuel de la única manera que sabía: de forma holística.

Como profesional, llevaba años observando cómo el cuerpo funciona como un sistema único. La nutrición, la desintoxicación, la función inmunitaria, el estado emocional e incluso la perspectiva espiritual están profundamente interrelacionados. Tratar solo un aspecto rara vez produce resultados duraderos.

Así que, aunque nos centramos en gran medida en la dieta, los suplementos, la limpieza y las terapias, siempre fui consciente de algo igualmente importante: el estado del sistema nervioso.

El sistema nervioso regula casi todos los procesos del cuerpo. La digestión, la desintoxicación, la actividad inmunológica, el equilibrio hormonal, la circulación y la reparación de los tejidos se ven influidos por él. Cuando el sistema nervioso está equilibrado, el cuerpo puede dirigir su energía hacia la recuperación. Cuando se ve

desbordado, el cuerpo da prioridad a la supervivencia en
su lugar.

Una enfermedad grave puede provocar fácilmente que el
sistema nervioso entre en un estado de alerta prolongado.
El miedo, la incertidumbre, el ambiente hospitalario y la
presión de tener que tomar decisiones que cambian la vida
contribuyen a ello. Cuando ese estado se prolonga durante
mucho tiempo, la digestión se debilita, la inflamación
aumenta, el sueño se vuelve superficial y el cuerpo tiene
dificultades para recuperarse de forma eficaz.
En esta situación, el cuerpo no está funcionando mal.

Se está protegiendo a sí mismo. Para que se produzca la
sanación, el sistema nervioso debe salir periódicamente del
modo de supervivencia y pasar a un estado en el que sea
posible la recuperación. Es aquí donde los estados
emocionales empiezan a tener tanta importancia como los
tratamientos físicos.

Estrés agudo frente a estrés crónico

No todo el estrés es perjudicial.

El estrés agudo es la respuesta natural del cuerpo ante un
desafío inmediato. En esos momentos, el sistema nervioso
libera adrenalina y otras hormonas del estrés que agudizan
la concentración y movilizan la energía. La frecuencia
cardíaca aumenta, los músculos se preparan para la acción
y la atención se intensifica.

En ráfagas breves, esta respuesta es protectora y necesaria. El problema surge cuando el estrés deja de ser temporal.

El estrés crónico se produce cuando el cuerpo permanece bajo presión continua durante largos periodos de tiempo: tensión emocional, incertidumbre financiera, responsabilidad, miedo o tensión no resuelta. La respuesta al estrés nunca se desactiva por completo. Las hormonas del estrés permanecen elevadas y el sistema nervioso queda atrapado en un patrón defensivo.

Con el tiempo, esto afecta a casi todos los sistemas del organismo.

Muchas personas que padecen una enfermedad grave viven en este estado durante meses o incluso años sin darse cuenta.

La actitud emocional y el cuerpo

La mente interpreta constantemente el mundo que nos rodea, y el cuerpo responde a esas interpretaciones. Cuando el estado emocional predominante se vuelve negativo —esperar lo peor, centrarse en el peligro, anticipar el fracaso—, el sistema nervioso recibe señales que refuerzan el estrés.

Esto no significa que deban reprimirse las emociones negativas. El miedo, el dolor, la ira y la frustración son respuestas naturales ante circunstancias difíciles.

Pero cuando estas emociones se vuelven constantes, el cuerpo permanece atrapado en un estado de alerta exacerbado.
Para sanar se necesitan momentos en los que el sistema nervioso experimente algo diferente: seguridad, calma, conexión y esperanza.

El miedo durante la enfermedad

El miedo es una de las señales más intensas que puede recibir el sistema nervioso.

En los momentos de miedo, el cuerpo se prepara para el peligro. Aumentan las hormonas del estrés, los músculos se tensan, la digestión se ralentiza y las respuestas inmunitarias se modifican. Esta respuesta resulta útil a la hora de escapar de amenazas inmediatas.

Pero cuando el miedo se vuelve constante, el cuerpo permanece atrapado en ese estado defensivo.

Una enfermedad grave conlleva, naturalmente, miedo: miedo a la muerte, miedo al sufrimiento, miedo a tomar una decisión equivocada, miedo a lo desconocido. Sin embargo, un cuerpo que se prepara constantemente para el peligro no puede centrarse fácilmente en la recuperación.

Por eso el apoyo emocional, la fe y la confianza cobran
tanta importancia durante la enfermedad. No se trata de
consuelos abstractos, sino de señales biológicas que
indican que la supervivencia sigue siendo posible. Cuando
el sistema nervioso percibe una posibilidad en lugar de
una fatalidad, el cuerpo responde de manera diferente.

Esperanza y fe

A menudo se tacha a la esperanza de ser algo puramente
emocional, pero desde el punto de vista biológico ejerce
una influencia real.

Cuando una persona cree que sanar es posible, el cuerpo
sigue dedicando energía a la recuperación. Cuando una
persona cree que el resultado ya está decidido, el sistema
nervioso comienza a reducir su esfuerzo.

La esperanza por sí sola no cura las enfermedades.

Pero la esperanza transforma el entorno en el que se
produce la sanación. Durante la enfermedad de Manuel,
nos rodeamos deliberadamente de mensajes de esperanza.
Las afirmaciones, la oración, la meditación y las
conversaciones sobre la recuperación reforzaban todas el
mismo mensaje: que la vida seguía adelante.
La esperanza se convirtió en parte del entorno terapéutico.
El perdón y la liberación emocional
El perdón suele malinterpretarse.

No significa aprobar acciones dañinas ni fingir que las
experiencias dolorosas nunca ocurrieron. El perdón
significa simplemente liberarse de la carga emocional que
supone guardar rencor indefinidamente.

Albergar ira o rencor mantiene el sistema nervioso en
estado de alerta. El cuerpo permanece tenso y la mente
vuelve una y otra vez sobre la misma herida emocional.
Cuando se produce el perdón, aunque sea parcialmente, el
sistema nervioso puede empezar a relajarse. Muchas
personas experimentan una sensación física de alivio.
cuando por fin se liberan de las cargas emocionales que
han arrastrado durante años.
Dejar ir no borra el pasado.
Simplemente libera al cuerpo de seguir reviviéndolo.

La gratitud y la regulación emocional

La gratitud puede parecer algo sencillo, pero su efecto
sobre el sistema nervioso es poderoso.

Cuando la atención se centra en el agradecimiento —por la
vida, por el apoyo, por los pequeños momentos de belleza
—, la respiración se ralentiza, los músculos se relajan y las
respuestas al estrés disminuyen.

La gratitud no niega las dificultades. Simplemente permite
que la mente reconozca que, incluso en circunstancias
difíciles, sigue existiendo algo significativo. Este cambio
genera transformaciones fisiológicas. El sistema nervioso

abandona el estado de vigilancia constante y se encamina hacia el equilibrio.

Prácticas que nos han servido de apoyo

Durante la enfermedad de Manuel, introduje deliberadamente prácticas que pudieran ayudar a estabilizar el sistema nervioso.

Las afirmaciones y los ejercicios de respiración pasaron a formar parte de nuestra rutina diaria: herramientas sencillas que ayudaban a calmar el sistema nervioso y a fortalecer el cuerpo mientras todo lo demás se desarrollaba.

Ninguna de estas prácticas sustituyó a la nutrición, la terapia o el tratamiento médico. Pero contribuyeron a algo igualmente importante: el entorno interno en el que se estaba produciendo la sanación.
El sistema nervioso del cuidador
Una enfermedad grave no afecta únicamente al paciente.

Los cuidadores suelen soportar una enorme carga emocional y física. Se convierten en responsables de la toma de decisiones, organizadores, investigadores, estabilizadores emocionales y observadores constantes del estado del paciente.

Lo que la gente no ve es que el cuidador nunca se aleja de la situación. Incluso cuando el cuerpo descansa, la mente

sigue analizando: los síntomas, las decisiones, lo que
vendrá después. No hay un interruptor para desconectar.
Solo un constante murmullo de responsabilidad.

Al recordar lo sucedido, ahora me doy cuenta de que,
mientras el cuerpo de Manuel luchaba contra el linfoma, el
mío soportaba el peso de la responsabilidad. Cada decisión
parecía crucial. Cada síntoma importaba. Cada cita
requería atención.

En aquel momento, sencillamente no había espacio para
asimilarlo. El cuerpo lleva la cuenta de estas cosas en
silencio.
A veces, los efectos aparecen más tarde, mucho después de
que la crisis inmediata haya pasado.

Por qué se suele ignorar la salud emocional

La medicina moderna se centra principalmente en las
intervenciones físicas: cirugía, medicación, radioterapia y
parámetros de laboratorio cuantificables.
Estas herramientas son de un valor incalculable y, a
menudo, salvan vidas.
Sin embargo, el entorno emocional en el que se sana rara
vez se aborda con la misma seriedad. El estrés, el miedo, la
desesperanza y el agotamiento emocional pueden influir
significativamente en los procesos biológicos, pero con
frecuencia se tratan como cuestiones secundarias.
Los enfoques holísticos reconocen que la regulación
emocional no es un lujo durante la enfermedad.

Forma parte del propio sistema de curación.

Cuando mejora el equilibrio emocional, mejora la digestión. Mejora el sueño. Las respuestas inmunitarias se estabilizan.

El cuerpo comienza a colaborar con el tratamiento en lugar de luchar contra las constantes señales de estrés.

Sanar implica todo el sistema

Con el tiempo, me convencí aún más de algo que ya había observado muchas veces en la práctica.

Sanar no es una intervención aislada.

Es el resultado de la interacción de muchos sistemas: el cuerpo, la mente, el entorno y las creencias.

Cuando el cuerpo se siente lo suficientemente seguro como para salir del modo de supervivencia, comienza a acceder a su capacidad natural para sanar.

Capítulo 23 — La vida después

Durante la batalla no hay tiempo para sentir. Solo hay tiempo para actuar.

Las decisiones deben tomarse rápidamente. Hay que recabar información. Hay que organizar los tratamientos. Siempre hay que dar el siguiente paso antes de que la mente tenga tiempo de dejarse llevar por el miedo.

El cuerpo entra en un estado extraño durante la crisis. Funciona a base de determinación y adrenalina. El agotamiento está ahí, pero se ignora. Las emociones se dejan de lado porque, sencillamente, no hay espacio para ellas.

La supervivencia se convierte en el único objetivo.

Ahora, al mirar atrás, me doy cuenta de que aquellos años se vivieron exactamente en ese estado.
Luchamos.
Investigamos.
Oramos —no por costumbre, sino porque había momentos en los que nada más llegaba tan hondo—.

Preparábamos jugos de verduras a medianoche y nos dirigíamos a las sesiones de tratamiento al amanecer. Contábamos los suplementos, medíamos las gotas, mezclábamos hierbas y estudiábamos los protocolos. Cada día tenía una misión.

No había tiempo para derrumbarse.

Y, de alguna manera, a pesar de todo eso, Manuel sobrevivió.
Pero, una vez finalizada la batalla, ocurre algo de lo que pocas personas hablan.

Llega el silencio.

Las visitas al hospital cesan. Las pruebas se vuelven menos frecuentes. La energía de emergencia que le ayudó a superar la crisis se va desvaneciendo poco a poco.

Y, de repente, el cuerpo comienza a sentir lo que antes no
había tenido tiempo de sentir.

Para muchos supervivientes y cuidadores, el verdadero
procesamiento de la experiencia no comienza hasta que el
peligro ha pasado.
El sistema nervioso, que había permanecido en modo de
supervivencia durante tanto tiempo, por fin comienza a
liberar su tensión.
A veces, esa liberación se manifiesta en forma de
agotamiento.

A veces se manifiesta como una sobrecarga emocional. Y
otras veces se manifiesta físicamente en el cuerpo. En mi
caso, se manifestó en la espalda.

En aquel momento no relacioné del todo ambas cosas. Solo
sabía que el dolor había aparecido de forma repentina e
intensa. Sentarse se había vuelto casi imposible. Dormir
me resultaba difícil. Sentía como si mi cuerpo hubiera
estado cargando con algo pesado durante demasiado
tiempo.

Solo más tarde comprendí lo que había sucedido. El
cuerpo había estado reteniendo lo que yo no había tenido
tiempo de sentir.
Durante años había asumido responsabilidades sin
descanso. Las decisiones sobre tratamientos, alimentación,
finanzas, familia y supervivencia recaían todas sobre mis
hombros.

Lo hice de buena gana. No había otra opción.

Pero el cuerpo recuerda lo que la mente deja de lado.
Cuando terminó la guerra, mi cuerpo por fin dejó de
cargar con ese peso.
En medio de una crisis, todo parece urgente y absoluto.
Cada decisión tiene un peso enorme. Cada síntoma se
percibe como un mensaje que hay que interpretar.

Pero la distancia aporta claridad.
Ahora, al volver la vista atrás, hay varias cosas que
comprendo más profundamente de lo que lo hacía
entonces.

En primer lugar, la sanación rara vez es el resultado de una
sola intervención.

La medicina ayudó a Manuel a sobrevivir. La
quimioterapia redujo el peligro inmediato. Pero la
nutrición, la depuración, el apoyo emocional, la fe y el
trabajo diario de reconstruir su cuerpo también
contribuyeron a ello.
El cuerpo no se cura a través de un solo sistema.

Se cura cuando muchos sistemas comienzan a trabajar
juntos. En segundo lugar, el miedo es poderoso, pero la fe
también lo es.

El miedo estrecha la mente. Convence al sistema nervioso
de que el peligro es permanente. Cuando eso ocurre, el

cuerpo tiene dificultades para acceder a sus funciones
regenerativas.
La esperanza, la fe y la determinación crean un entorno
diferente.
Le recuerdan al sistema nervioso que la vida sigue siendo
posible.
En tercer lugar, los cuidadores libran su propia batalla
invisible.

Cuando a alguien se le diagnostica una enfermedad que
pone en peligro su vida, la atención se centra naturalmente
en el paciente.
Pero detrás de cada paciente suele haber otra persona que
se encarga de mantener la estructura de la vida cotidiana.

Esa persona se convierte en la organizadora, la
investigadora, el estabilizador emocional y, a menudo, la
encargada de tomar las decisiones.
Rara vez se reconoce el peso de ese papel. Aún así se
siente.
Y, por último, la enfermedad cambia a las personas.

Cambia las relaciones, las prioridades y la forma en que se
percibe el tiempo.
Algunas cosas que antes parecían importantes pierden por
completo su significado. Otras —los momentos de
tranquilidad, las conversaciones sencillas, las risas
alrededor de la mesa— de repente parecen mucho más
valiosas de lo que jamás lo habían sido.
La supervivencia reordena la perspectiva.

Ya han pasado cinco años. Manuel sigue vivo.

La vida ya no es exactamente igual a como era antes de que el linfoma entrara en nuestra casa, pero quizá ese no sea el objetivo.

Algunas batallas lo cambian todo.

Cambian tu forma de ver el tiempo, tu forma de ver a las personas, tu forma de ver tu propia fuerza.

Aprendimos cosas que nunca esperábamos aprender.

Descubrimos una fuerza que no sabíamos que teníamos.

Y vimos, muy claramente, lo frágil y preciosa que es realmente la vida. La guerra terminó.

Pero la curación, en muchos sentidos, continúa.

Si estás leyendo esto porque alguien a quien quieres ha oído la palabra cáncer, debes saber esto:

El momento del diagnóstico parece el fin del mundo.

Pero también es el comienzo de una lucha, una que puede revelar una fuerza que no sabías que tenías.

Puede que descubras un valor que no sabías que poseías.

Puede que descubras una resiliencia escondida en lo más profundo de tu cuerpo.

Y puede que descubras que la curación no es una sola decisión o un único tratamiento.

Es un proceso que involucra al cuerpo, a la mente, a las personas que te acompañan y a la convicción de que aún vale la pena luchar por la vida.

Las herramientas pueden provenir de la medicina, de la naturaleza o de la fe. Pero todo se reduce a la silenciosa determinación de VIVIR.

La actitud genera las ganas de vivir.

El propósito alimenta esas ganas.
El apoyo fortalece el cuerpo.
Y sobrevivir solo tiene sentido si aprendemos a vivir de
nuevo.

Sobre la autora

Elena Rybak es una profesional de la salud holística con más de veinte años de experiencia ayudando a sus clientes a través de la nutrición, la desintoxicación y enfoques de sanación basados en el estilo de vida. Su trabajo se centra en ayudar al cuerpo a recuperar el equilibrio mediante la dieta, la depuración y el apoyo al sistema nervioso.

Su comprensión de la sanación integral se profundizó aún más cuando a su esposo le diagnosticaron un linfoma agresivo en 2021. La experiencia la llevó a combinar el tratamiento médico convencional con estrategias intensivas de apoyo nutricional y holístico, muchas de las cuales se describen en este libro.

Elena también es autora de When the Body Speaks y de la serie de libros infantiles Healthy Me!, centrada en la nutrición y los hábitos saludables.

Vive en Florida con su familia.

Puedes encontrar más información sobre su trabajo en:
www.LivingHealthyInstitute.com